常见病名医解惑丛书·西苑医院系列

名医解惑
高血压

唐旭东　总主编

衷敬柏　主　编

中国科学技术出版社
·北　京·

图书在版编目（CIP）数据

名医解惑 高血压 / 衷敬柏主编 . —北京：中国科学
技术出版社，2016.1（2018.7 重印）
（常见病名医解惑丛书 . 西苑医院系列）
ISBN 978-7-5046-6908-7

Ⅰ. ①名… Ⅱ. ①衷… Ⅲ. ①高血压—防治
Ⅳ. ① R544.1

中国版本图书馆 CIP 数据核字（2015）第 251731 号

策划编辑	张 楠
责任编辑	张 楠 杨 丽
责任校对	何士如
责任印制	张建农
装帧设计	中文天地

出　　版	中国科学技术出版社
发　　行	科学普及出版社发行部
地　　址	北京市海淀区中关村南大街 16 号
邮　　编	100081
发行电话	010-62103130
传　　真	010-62179148
网　　址	http://www.cspbooks.com.cn

开　　本	787mm×1092mm　1/16
字　　数	87 千字
印　　张	6.5
版　　次	2016年3月第1版
印　　次	2018年7月第5次印刷
印　　刷	北京荣泰印刷有限公司
书　　号	ISBN 978-7-5046-6908-7 / R·1864
定　　价	20.00 元

总 序

中国中医科学院西苑医院专病门诊由来已久。专病门诊的设立帮助患者减少就医的盲目性，帮助中青年医生稳定临床方向、提高临床疗效。通过专病门诊的建设，一批中青年名医脱颖而出，成为临床有疗效、患者能信任的专家群体。他们在专病门诊悉心解答患者疑惑，讲解中医科普知识，指导患者形成正确的疾病观、治疗观，使其配合医生积极治疗，获得了患者的广泛欢迎和赞誉。

《常见病名医解惑丛书》的作者均来自于西苑医院中青年名中医为主的专家群体，他们将专病门诊中需要患者掌握的疾病防治知识、注意事项、治病小窍门等整理成册，简明扼要，精练适用，凝聚了专家的心血以及宝贵医患沟通与健康教育的经验。建议读者阅读时，不必拘泥于从头至尾的顺序阅读，可以根据自己的兴趣与需要，选择相关内容先后阅读，必要时做些笔记，使自己也成为慢病防治的行家里手。

本丛书的出版得到中国中医科学院西苑医院和中国科学技术出版社的大力支持。西苑医院唐旭东院长始终如一关心专科门诊的建设与中青年医师的成长，亲任丛书总主编；西苑医院医务处的杜佳楠、杨怡坤等多位同志也为本书的出版做出了贡献。中国科学技术出版社张楠编审及其他编辑悉心指导专家撰写科普著作，不厌其烦地进行修改润色，使本丛书得以顺利出版发行。

由于本丛书作者众多，科普著作之撰写比专业著作更难、要求更高，在措辞、语言通俗性方面难免会有不足。医学发展日新月异，本丛书的编写是专家在繁忙的临床、科研、教学工作之余完成，历时 3 年有余，数易其稿，疏落之处仍属难免，敬请广大读者提出宝贵意见以利今后改进提高。

中国中医科学院西苑医院

2015年7月18日

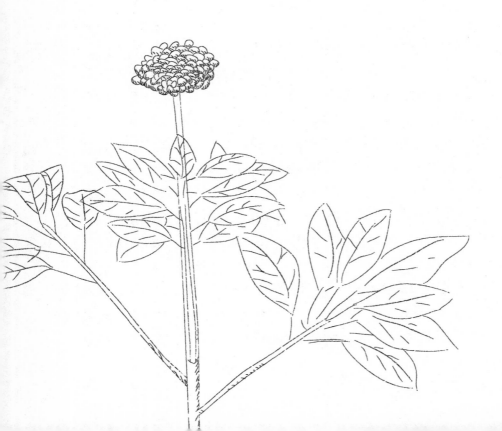

目 录

第四章　当医生的好助手、健康的好管家

第五章 高血压患者怎么吃

第六章　**医患互动，共同对付高血压**

第七章　　了解、监测与预防降压药的副作用

附　录　　常用降压药物常规用量、适应证、禁忌证及主要不良反应

导　言

不同的人有不同的学习态度，对健康知识的学习也是一样。

学生说：我功课那么忙，没有时间学习？

青年说：我忙得很，工作还完成不了，哪有时间学习？

中年说：我现在身体很好，注意锻炼，生活习惯良好就行？

老年说：我一辈子都过来了，挺好的，还需要学吗？

患者说：要是我早学了，了解正确的保健知识就好了，也不至于混到这个地步，哎……

不管您的学习态度怎样，我想请您先用5分钟时间读一下这本书的引子，了解一下读完这本书您是否可以学到对您身体有用的知识。在这本书里，我们一起讨论一下血压问题。您每天花10～20分钟的时间，阅读几页纸，在一两周后，就会成为一个高血压自我管理专家。有关高血压的问题，多数可以在本书中找到答案。如果您忙，就每天看书10分钟，用两周的时间来学习也行。

以下简单介绍每章的学习内容，读者可以从头至尾阅读本书，也可根据需要选择相应的章节阅读。

第一章：您将明白血压是什么，导致血压高低不同的原因是什么，高血压、低血压是怎么回事，高血压是怎么造成的，帮助您分析找出高血压的原因及诱因。

第二章：您将学习如何及时发现高血压，学会自我测量血压的方法，记录测量结果的方法，还会了解医生是通过哪几个方面来确定高血压的严重程度，就医前要准备什么。

第三章：您将了解不吃药降压有什么技巧，这些方法的效果如何，总会有一项适合您的。

第四章：如果您是位高血压患者，这章不能错过，您在这儿将学会如何当医生的助手，自己的健康管家，让自己的血压更平稳，更理想。

第五章：您可以了解食物四气（寒、凉、温、热）以及五味（辛、甘、苦、酸、咸）是怎么回事，如何判断食物的寒热温凉，如何根据自己的身体情况来选择合适的食物。

第六章：您将亲身体验医生是怎么治疗高血压的，让高血压的治疗不再神秘。比如，医生通过哪些步骤来确定高血压的诊断与治疗方案，什么时候需要调整。

第七章：您可以了解各种常用降压药物的主要副作用有什么，怎么早期发现这些副作用，以避免对我们的身体造成更大的损害。

（袁敬柏）

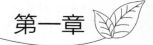

第一章

高血压自述

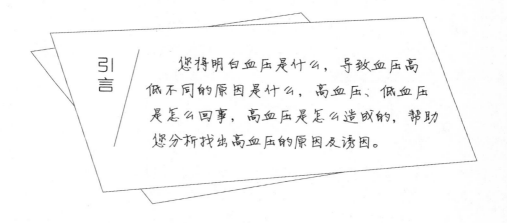

引言　　您将明白血压是什么，导致血压高低不同的原因是什么，高血压、低血压是怎么回事，高血压是怎么造成的，帮助您分析找出高血压的原因及诱因。

就先从血压说起吧。

血压，英文名 blood pressure，是压力大家族成员，与压力有关的东西很多，如水压、液压、轮胎压力等。从您的生命诞生，血压就会一直存在于您的身体里，伴随您终生。和它的远房兄弟"呼吸"不同，"呼吸"记载到人类的文字中已经有几千年的历史了，而人们认识血压的时间却很短，前后加起来也就是百来年吧。

1 压力

压力这个东西，看不见摸不着，但可以通过各种设备与方法间接测量得到。在生活中压力无处不在，离开它肯定不行：天气预报讲到的大气压；我们平常不太关注的自来水压；平时聊天常说的工作、生活压力太大了，需要放松一下，等等，都是压力大家族的成员。

压力既干好事，也干坏事，先说它好的一面。

人类应用压力解决了好多仅凭人力不能办到的事情。自来水有了压力，我们住在高层的居民就可以有水用。一旦哪天自来水厂的水泵坏了，水管里没有压力，水就不能上楼，楼房居民就有苦日子过了。有了液压，我们可以用机械如千斤顶举起非常重的东西；汽车有液压助力器，我们转方向盘就轻多了。

我们身体里到处都有压力存在，比方说，膀胱里的尿液要排出体外，要膀胱肌肉收缩，产生压力，才能排出来。

其实，我们身体里最重要的是血液对血管产生的压力，当我们站着时候，对一个成年人来说，上下的高度差至少有一米五了，这么一个高度差，靠的是血管压力推动，血液才能从心脏不仅流向下肢，还能流向头顶，下肢的血液还能回流到心脏，这个压力就是"血压"。

在不同血管内存在的压力名称不同：存在于静脉内的压力称为静脉压；存在于动脉内的压力称为动脉压；还有一种更细的血管称为毛细血管，这里面的压力称为毛细血管压。我们日常生活中所说的血压是指动脉血压（在本书里就简称为血压）。我们通常测量的血压是上肢的动脉血压。

3 血压的产生

血压是靠心脏收缩的压力产生的（图1-1）。心脏是一个有四个腔的器官，四个腔分为左右两组，分别叫左心房与左心室，右心房与右

心室，右心房接收从上下腔静脉回来的
经全身脏腑器官使用过的血液，左心房接
收经肺部新鲜化的血液。右心室连接肺动
脉，左心室连接主动脉。当心脏收缩的时
候，右心室的血液在心脏收缩压力下进入
肺动脉，血液经过肺的时候，血液中部分
二氧化碳经肺脏排出体外，血液同时吸收
氧气，使血液中被消耗的氧气得到补充。
同时左心室的血液在心脏收缩的压力下进
入主动脉，流向全身，其中，流向肾脏
的血液，经过肾脏过滤和净化，排出了像
肌酐、尿素代谢废物及多余的钠、钾和水
等，保持了血液的纯洁与我们身体的健康。

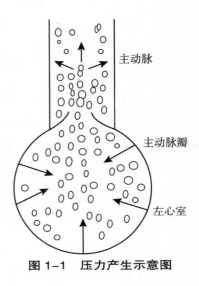

图 1-1　压力产生示意图

主动脉

主动脉瓣

左心室

4　血压调节

为什么收缩压可以高到 200mmHg 以上，低到 90mmHg 左右？这
就涉及血压的调节问题。医学研究证明，血压的调节是自动进行的，至
少目前尚无证据证明"想象"能调节血压。血压调节系统能够收集各种
信息，根据需要对血压进行精细的调节，比如活动时血液需求高，休息
时血液需求少，身体会根据需要进行迅速有效的调节，我们无需为此操
心分神。

血压的调节机制非常复杂，对于普通人来说，了解血压的调节机制
没有什么意义。对于血压的复杂调节系统，大家只要知道血压受内分泌
及神经系统双重调节就足够了，更深入一些，则知道神经系统调节血压
反应快而明显，内分泌系统调节血压反应慢而持久。

5

18 岁以上成年人正常血压

在认识到高血压的危害后，大家很想知道血压应该是多少才正常？

自从 18 世纪人们认识血压以后，就用收缩压（俗称高压、大压）、舒张压（俗称低压、小压）、脉压差（压差）三个指标来衡量动脉血压了。

血压的正常值跟人的长相一样，常因人、因时、因地而不同。从儿童到成人，血压会随着年龄的增高而升高，成年人收缩压一般在 90 ～ 140mmHg、舒张压为 60 ～ 90mmHg 为正常。

6 儿童与青少年正常血压

儿童的正常值比较难计算，可以参考表 1-1 中各年龄段的血压正常值表。

表 1-1　各年龄段血压正常值

年龄（岁）	收缩压（mmHg）	舒张压（mmHg）
<6	<110	<75
6 ～ 9	<120	<80
10 ～ 13	<125	<85
14 ～ 17	<130	<90

7 平均正常血压会随年龄而增加

不仅儿童会因年龄不同而出现血压的差异，对于成年人也是一样的，中国高血压相关组织统计分析了 16 岁以上各年龄段的平均正常血压如表 1-2。而性别也是影响血压一个重要因素，在 40 岁以前，女性平均血压低于男性；而在 45 岁以后女性平均血压紧追男性；在 60 岁前后时，女性与男性的平均血压已经没有什么差别了。

表 1-2　中国人平均正常血压参考值（mmHg）

年龄（岁）	男		女	
	收缩压	舒张压	收缩压	舒张压
16 ~ 20	115	73	110	70
21 ~ 25	115	73	110	71
26 ~ 30	115	75	112	73
31 ~ 35	117	76	114	74
36 ~ 40	120	80	116	77
41 ~ 45	124	81	122	78
46 ~ 50	128	82	128	79
51 ~ 55	134	84	134	80
56 ~ 60	137	84	139	82
61 ~ 65	148	86	145	83

8 血压会有昼夜变化节律

一天中，血压呈现规律性变化，一般是早上及傍晚血压较高，其中早上 6 ~ 10 点的血压是一天的高峰，相当于传统计时方式的卯—辰—巳三个时间段，下午 4 ~ 8 点为血压的次高峰，相当于申时—酉时。而夜半是血压最低的时间，中午血压相对也较低。如果血压监测的结果绘成线形图，就像一把杓子，这种血压规律称为"杓型"血压（图 1-2）。而高血压患者有的没有这种规律，表现为不规律血压波及反杓型血压两种类型。

知道这个变化规律之后，大家就不要再纠结于一天量出不一样血压了。

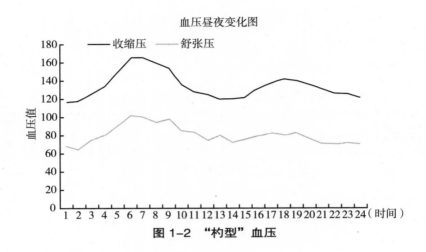

图1-2 "杓型"血压

9 血压会有季节变化节律

血压也呈现季节性变化。一般地说，血压自秋分以后逐渐升高，到冬季血压最高，立春后血压逐渐下降，而到立夏后血压就是一年中最低的季节了。但是进入伏天以后，血压又会出现一个小高峰，然后血压逐渐下降，直到立秋。

10 脉压差，老年人与青少年有区别

读者恐怕很想知道，脉压差究竟多少合适？左右手有差异吗？差别是多少算正常？脉压差是一个间接反映心脏与血管功能的重要指标，压差的大小结合其他指标，往往可以提示是否存在动脉硬化、血管的弹性好不好。一般地说，儿童与青少年压差小，中年以后压差多逐渐增大，一般认为压差在60mmHg以内属于正常。压差大提示：一是动脉硬化不柔软，血管弹性变差了；二是主动脉瓣出了问题，关不严了。

11 左右手血压的异同性

左右手血压的差异是经常见到的，究竟是左边高还是右边高，目前还没有定论。西苑医院门诊统计发现左边与右边血压基本接近，一般可能与量血压的先后顺序有关，也可能与血管的走向有关，这类异常都属于生理性的，不必在意，而且差别多在 30mmHg 以内；另有一种压差大于 30mmHg，有的甚至达 50 ~ 60mmHg，这就要引起重视了，可能是有动脉性疾病的存在。通过医生的听诊，血管超声、血管造影确定是否存在动脉性疾病。

12 上下肢血压

一般情况下，去医院看病不会同时测量上下肢的血压，也很少测量下肢的血压，但是近年来发明了一些设备，可以方便地测量上下肢的血压。通过这些测量活动，我们发现下肢血压比上肢血压高，这好比自来水管内的水压，一楼比十楼高，其中的道理也是一样的。不过上肢与下肢的血压差异需要保持在一定范围内，我们常用踝臂指数来表示，正常人的踝臂指数应该在 1 ~ 1.5 之间。

13 正常血压怎么确定

大家都会好奇，血压高低不同，那么正常与异常的界限值是如何确定的？

人体的正常血压数值是人为划定的，但是这种人为划分不是拍脑门得到的，而是医学家及临床流行病学家、公共卫生学家对人群抽样调查得出来的。比较我国四个时期（四次修订高血压的定义）高血压的诊断标准就可以发现，这个标准是在变化的。正常血压的范围基于以下两个类别研究的结果：一是对"健康人"的检查及物理化学检验；二是对不同血压水平组的人群进行长期的随访研究。前者确定所谓的正常血压是多少，后者确定不同血压水平患心脑血管疾病的危险性有多大。特别是后面的一类研究对历次高血压诊断标准的划分起着关键性作用。曾经将收缩压 90 ～ 159mmHg、舒张压 60 ～ 89mmHg，确定为正常血压；1980 年以后将收缩压 90 ～ 139mmHg、舒张压 60 ～ 89mmHg 确定为正常血压。由此可见，血压的正常值也是一个范围。

 高血压与低血压

在确定了正常血压之后，就很容易理解高血压与低血压了。我国历次高血压的分级标准为：

第一次全国调查的高血压诊断标准是收缩压 ≥ 160mmHg 和／或舒张压 ≥ 90mmHg。

第二次全国调查的高血压诊断标准是收缩压 ≥ 160mmHg 和／或舒张压 ≥ 90mmHg 是高血压，收缩压 140 ～ 159mmHg 为临界高血压。

第三次全国调查与第二次相同。现在高血压的诊断标准是收缩压 ≥ 140mmHg 和／或舒张压 ≥ 90mmHg。

收缩压 90mmHg 以下或舒张压 60mmHg 以下，两项只要具备一项就可以诊断为低血压。

 每次测量血压多数不一样

细心的读者会发现，每次测量的血压值并不完全一样，这种变化称为血压的波动性。如果要反应一天中血压的变化，常用 24 小时血压监测时的夜间血压下降率、血压变异性等指标来衡量。

16 造成血压测量结果变异的原因

血压除了受昼夜节律及年节律影响外，血压高低还会因多种原因而发生变化。了解影响血压变化的因素，有利于大家正确的测量血压，判断高血压的危害性。对血压测量结果影响比较大的情况有以下几种。

（1）**休息**：休息充分与否，可以影响血压测量的结果。一般地说，血压测量要求在一般体力活动后休息 15 分钟，剧烈体力活动后休息时间要更长，测量出来的血压才是目前用来诊断高血压与判断高血压危险性所需要的血压值。如果是运动后立即测量血压，即使血压达到高血压的诊断标准，仍不可以诊断为高血压。

（2）**进食**：进食活动可以影响血压测量的结果，喝热茶、咖啡，吃饭后立即测量，血压会升高，但未必达到高血压水平，所以正确的血压测量应在进食半小时后进行。

（3）**脱袖**：诊室血压测量观察发现，对就诊的患者褪去袖子后马上进行血压测量，将会比休息 3 ~ 5 分钟后的测量值高；从诊室门口步入诊室后即刻测量血压，也会高于休息 3 ~ 5 分钟后的血压。

（4）**情绪**：情绪不好时，血压往往升高，心烦、争执、见医生等也会造成部分人血压升高，有时激动地叙述患病经历，特别是有回忆情绪问题的病史，往往会有暂时的血压升高。

（5）**情景**：有的人只在医生的诊室血压达到高血压标准，而在家里自测及 24 小时血压监测均在正常范围，这种现象称为"白大衣高血压"。在高血压患者中这种现象更多见，则称为高血压合并"白大衣现象"。

这是血压在正常情况下的变化，一旦血压不正常了，就会有更多的花样，后面将会陆续介绍。

17 高血压的原因

在门诊，在网上，很多患者都想知道自己为什么会得高血压，是什么原因造成了高血压。其实这是一个非常复杂的问题，我的回答总令提问者不满意，因为我没有办法告诉他是什么原因造成了他的高血压。

经过研究发现，80% 以上的高血压患者找不到引起高血压的疾病，只有血压升高一项表现，也就是说，属于原发性高血压（又称为高血压病）。只有不到 20% 的人可以找到引起高血压的疾病，这种情况称为继发性高血压。

18 原发性高血压的可能发病因素

原发性高血压是指那些在现有技术条件下，经过系统检查仍原因不明的高血压。根据对高血压的研究，也发现了一些可以长期影响血压的因素。主要有以下几种。

（1）**缺少活动**：研究证明，活动量太少，静坐时间太长的人都是容易得高血压的人，这些人的平均血压也高于经常锻炼的人。

（2）**高盐饮食**：高血压在具有高盐饮食习惯的人群中发病率更高，有些家族对盐非常敏感，只要进食盐量稍增多，血压即增高。

（3）**低纤维素饮食**：通俗地说就是吃肉太多，吃菜太少。以肉食为主的人，其血压水平往往比荤素搭配饮食结构的人血压要高一些，发生高血压的机会也多一些。

（4）**遗传因素**：高血压具有家庭聚集的特点，也就是说家庭成员有一个出现高血压，其有血缘关系的人发生高血压的概率高，如父母高血压者，其子女患高血压的概率高。

（5）**生活不规律**：如经常熬夜，久坐打牌、打麻将、看电视等，都可以通过影响身体内部的神经调节，而使血压升高。

19 继发性高血压——肾脏疾病

继发性高血压就是指由其他疾病引起的高血压，血压升高只是其中的表现之一。伴有血压升高的肾脏疾病有：

（1）**肾实质性疾病**：最常见的是肾炎，可以见于急性肾炎、慢性肾炎，这些人多有血尿。其他如肾病综合征，系统性红斑狼疮引起的肾炎，各种原因引起的肾脏萎缩等。

（2）**肾动脉疾病**：最常见到的是肾动脉狭窄，可以分为先天性及后天性，后天性多是动脉粥样硬化引起，也可以是血管炎引起。动脉硬化见于中老年人，血管炎多见于年轻女性。

（3）**肾上腺疾病**：有分泌功能的肾上腺瘤，可以分泌大量的醛固酮，造成高血压与低血钾。

20 继发性高血压——内分泌疾病

（1）**有柯兴氏病（皮质激素过多）**：表现满月脸、水牛背、胡须多，血压升高。

（2）**嗜铬细胞瘤（去甲肾上腺素过多）**：发作性或持续性血压升高，伴有心慌出汗，面白。

（3）**醛固酮增多症**：多见于生育期女性，男女性别比为 1∶4，多数为难治性高血压，有的还有发作性周身无力，用噻嗪类利尿剂后血钾下降明显。

（4）甲状腺功能亢进（甲状腺激素过多）也可以引起高血压：双目有神，心慌汗出，血压升高以收缩压升高为主。有的还有消瘦与腹泻。

对于继发性高血压，控制血压只是一个方面的治疗，更主要的是找出并治疗引起高血压的疾病，如果疾病可以根治，就有可能避免终生用药，否则，高血压需要终生治疗甚至用降压药物了。

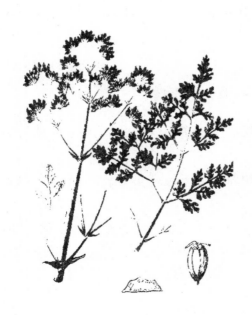

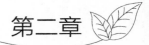

第二章

了解高血压的危险程度

引言　　　本章您将学习如何及时发现高血压、自我测量血压和记录测量结果的方法，还将了解医生是通过哪些方面来确定高血压的严重程度，就医前要准备什么。

1 及时发现高血压的方法

　　前面说过，诊断高血压的唯一依据是血压，因此通过测量血压就可以发现高血压了。及时而且正确地测量血压是目前发现高血压唯一的、最为有效的途径与方法，除此，没有其他办法。

　　一般来说，35 岁以下的人至少每年测量血压 1 次；35 岁以上的人，每年测量血压 2 次；没有血压高的人不必天天量血压，每月测量 1 次的频率足够了。如果出现头晕、头胀、耳中出现响声、脖子紧绷、鼻出血、心慌等不适，也要及时测量血压，因为这些症状也可以由高血压引起。

高血压有无症状

高血压病起病较为缓慢，患病早期很可能没有明显的自觉症状，很多患者在体检时才发现血压升高。部分患者在高血压病早期，可在劳累、精神紧张、情绪激动、受寒、失眠等情况发生时，自觉头痛、头胀、头晕、眼花、耳鸣、心慌、疲乏无力、注意力不集中、记忆力减退、手脚麻木、腰膝酸软、烦躁易怒等不适症状。这时血管还没有发生器质性变化，但要注意监测血压，及时进行高血压防治，血压是可以得到有效控制的。少数患者则直到心脏、大脑、肾脏等脏器损害后才发现自己患有高血压病。

早期高血压的表现

高血压病早期表现五花八门，如有的只是在劳累、精神紧张、情绪激动等情况发生时，血压暂时升高，休息后血压可以恢复到正常水平；有的只是在一天中某个时间段血压会高，其他时间正常；有的是在一年中的某段时间升高，过后血压降到正常范围；部分一起病即表现为持续性血压升高，不进行药物降压基本上不会自行下降到正常范围。如果不进行非药物治疗、药物治疗，高血压一段时间后，多数会发展到持续性血压升高，用降压药才能回到正常。

长时间高血压会产生的损伤

如果高血压病没有引起重视并及时诊治，血压升高程度会逐渐加大，在休息后也很难降至正常水平，并且对心脏、脑血管与脑实质、肾脏、眼底、全身大小动脉造成损害。

事实上，高血压本身并不可怕，血压高有的只在部分人有些症状，甚至影响不到工作生活。可怕的是长期高血压得不到有效控制而带来器官损伤与并发症，高血压损伤心脏、脑、肾脏、眼底、大动脉等重要器官，出现并发症并很可能会导致死亡，而致残则是经常性的，因此，高血压患者要重视血压升高对靶器官造成的损害。

 高血压对心脏的损伤表现

正常的心脏是维持血压的重要因素，高血压对心脏的损伤主要有三个方面：①引起高血压性心脏病，基本过程是先使心室特别是左心室壁增厚，继而心室腔扩张，最终心脏会因为不堪重负而发生心力衰竭，早期无症状，后期有心慌、气短、夜不能卧、水肿；②加快血液中的脂肪成分进入冠状动脉内，在冠状动脉内膜上出现纤维素样脂肪性斑块，上面有时还会附着大小不等的血栓，随着动脉粥样硬化斑块的增大增多，血管内腔就会变得越来越狭窄，冠脉血流严重减少，导致心绞痛甚至心肌梗死，个别人因心脏突然大面积缺血坏死，心脏破裂而突发死亡；③导致心肌损伤瘢痕或冠状动脉狭窄，供血不足，出现各类心律失常如早搏、心跳过快或过慢，甚至发作恶性心律失常而死亡。

 高血压对大血管的影响

高血压对大血管的影响主要是动脉硬化，特别是主动脉、上下肢动脉硬化，如果造成狭窄或闭塞，则出现肢体缺少血液供应而坏死；如果血压过高，造成大动脉内膜撕裂，则出现夹层动脉瘤，非常危险，可以致命。

 高血压造成的脑损伤

高血压长期得不到有效控制，会导致脑部小动脉严重受损，脑动脉硬化，小动脉管壁变厚，管腔变狭窄，形成脑血栓。若细小血管堵塞，形成腔隙性梗死，广泛的脑血管病变可导致脑萎缩，逐渐发展成老年性痴呆。由于脑血管结构比较薄弱，发生硬化时更为脆弱，极易在血压波动时出现痉挛，进而破裂导致脑出血。

高血压造成的眼损害

高血压对眼的损伤主要是造成视网膜病变，基本病变是视网膜动脉痉挛、硬化，视乳头病变为主。早期没有症状，只有眼底检查可以在视网膜动脉痉挛期，见到视网膜动脉普遍或局限性狭窄弯曲，动静脉比例失常；到视网膜动脉硬化期，见到动脉变细，可呈银丝状，出现交叉压迫征，此时视力会出现明显减退；在视网膜病变期，可以见到眼底血性渗出物和视盘水肿等，视力视野均受影响，而且对眼睛的影响一旦发生，恢复困难。

高血压对肾脏的影响

高血压对肾脏的影响是在高压情况下，肾脏滤过时压力过大，造成肾脏细微结构或功能改变，出现尿泡沫增多，尿液化学检验有微量蛋白尿，也可造成肾脏内营养性动脉的硬化，同样在早期出现尿泡沫与微量蛋白尿，中后期肾脏排出体内废物的能力下降，发展为肾功能不全，最终进展为尿毒症。

靶器官损害的具体表现

所谓的靶器官是高血压比较容易损伤的脏器。靶器官损害主要表现：左心室肥厚、动脉壁增厚或动脉粥样硬化性斑块、血清肌酐轻度升高（男性 115 ～ 133μmol/L、女性 107 ～ 124μmol/L）、微量蛋白尿（尿蛋白 30 ～ 300mg/24h 或白蛋白 / 肌酐 ≥ 30mg/g）、晚期视网膜病变如出血或渗出、视盘水肿。

11 高血压的主要临床并发症

临床并发症是指与高血压病相关的一些疾病，如：脑血管病中的脑出血、脑梗死、短暂脑缺血发作，心脏疾病中的心肌梗死、心绞痛、冠状动脉粥样硬化、慢性心力衰竭，肾功能不全，糖尿病肾病，周围血管疾病，视网膜疾病，糖尿病等。

12 正确测量血压的方法

在医院测量血压常用水银柱血压计，家庭测量血压除用水银柱血压计外，还有电子血压计。前者主要通过听诊动脉搏动音来确定收缩压与舒张压，后者是通过感知动脉搏动波来确定收缩压与舒张压。水银柱血压计的使用方法：

（1）取坐位，测量血压前应静坐 15 分钟，并褪去多余的衣袖，最多保留一件薄衣。

（2）将袖带缚于上臂，其下缘要距肘窝 2 ～ 3 厘米，不可过紧或过松。将听诊器胸件放在肘部肱动脉搏动处。

（3）向气袖内充气，待肱动脉搏动消失，再将水银柱升高 20 ～ 30mmHg。此时，听诊器听不到任何声音。

（4）放开气球阀门处向外缓慢放气，使气袖内压力降低，水银柱缓慢下降。当气袖内的压力等于或稍低于收缩压时，可以听到动脉搏动音，听到第一个声音所对应的血压计读数值即为收缩压。

（5）继续放气，在气袖内压力低于收缩压而高于舒张压的这段时间内，心脏每收缩均可听到一次动脉搏动音。当气袖内压力等于或稍低于舒张压时，血流又复通畅，涡流消失，则声音突然减弱，很快消失，声音消失前最后一声动脉搏动音所对应的血压计读数值即为舒张压。

（6）测量完后要将气放尽，然后血压计右倾，使水银全部回到水银槽内，关闭开关。整理气袖，合上血压计。

有听力障碍者不宜使用水银柱血压计，建议改用电子血压计。

13 血压水平分级标准

血压的分级主要是根据坐位测量的血压水平进行分级的。在高血压分级时，要以收缩压和舒张压中对应级别较高的那个来定高血压的级别（表2-1）。例如：一个高血压患者，其血压水平是170/95mmHg，应被定义为2级高血压患者；而另一个患者，其血压水平是150/105mmHg，同样也属于2级高血压患者。

表 2-1　血压水平的分级

分类	收缩压（mmHg）		舒张压（mmHg）
正常血压	<120	和	<80
正常高值血压	120 ~ 139	和（或）	80 ~ 89
高血压	≥ 140	和（或）	≥ 90
1级高血压（轻度）	140 ~ 159	和（或）	90 ~ 99
2级高血压（中度）	160 ~ 179	和（或）	100 ~ 109
3级高血压（重度）	≥ 180	和（或）	≥ 110
单纯收缩期高血压	≥ 140	和	<90

值得注意的是，由于个体的差异性，每个人的收缩压和舒张压的水平是不一致的。尤其在老年高血压患者中，很多患者存在血管硬化、血管弹性下降，导致收缩压比舒张压上升得更为明显，出现脉压差增

大的现象，有相当多的老年高血压患者收缩压≥140mmHg，但舒张压<90mmHg，我们将这部分患者归为单纯收缩期高血压。有研究表明，患者收缩压升高比舒张压升高对人体靶器官所造成的损害更大。

 高血压危险程度分层

高血压对人体造成伤害的心脑血管事件是否会发生、何时发生难以预测，但发生心脑血管事件的风险大小是可以评估的。所谓高血压危险程度是指高血压患者患心脑血管疾病的概率大小，由低到高分为一般水平、低危、中危、高危与极高危几级。高血压患者的危险性除与血压水平高低有直接关系，还与其他多方面因素有关，包括：性别、年龄、心脑肾血管损伤情况，是否合并冠心病、高脂血症、微量蛋白尿等。其实高血压危险程度分层是很复杂的，如果自己不好掌握，就交给大夫吧，详见表2-2。

表2-2　高血压危险程度分层

其他危险因素和病史	高血压		
	1级	2级	3级
无	低危	中危	高危
1～2个其他危险因素	中危	中危	极高危
≥3个其他危险因素或靶器官损害	高危	高危	极高危
临床并发症或合并糖尿病	极高危	极高危	极高危

15 **影响高血压危险程度的因素**

主要危险因素有：①年龄：男性>55岁，女性>65岁；②吸烟；③糖耐量受损（餐后2小时血糖7.8～11.0mmol/L）和（或）空腹血糖受损（6.1～6.9mmol/L）；④总胆固醇≥5.7mmol/L（220mg/dL）或

LDL-C>3.3mmol/L（130mg/dL）或 HDL-C<1.0mmol/L（40mg/dL）；
⑤一级亲属（如父母）发病年龄：男性 <55 岁，女性 <65 岁；⑥腰围：
男性 ≥ 90 厘米，女性 ≥ 85 厘米；或肥胖（BMI ≥ 28kg/m²）；⑦血同
型半胱氨酸升高（ ≥ 10μmol/L）。

16 年龄和性别对高血压危险度分层的影响

随着年龄的增长，普通人群中高血压的发病率会增高，而女性的平
均发病年龄要比男性晚 10 年，主要是因为雌激素的作用。研究发现，
雌激素对血管内皮有保护作用，所以绝经前的女性比同龄男性患高血压
的人数要少，但是，绝经后女性随着体内雌激素水平的下降，动脉粥样
硬化的程度加重，患高血压的人数与男性接近，所以相比较男性，女性
患高血压在年龄上要晚 10 年。

17 高脂血症、肥胖与高血压患者的危险程度分层

血脂异常和高血压的关系密不可分：两者都是导致动脉粥样硬化的
重要因素，继而大动脉血管弹性下降，导致收缩压进一步升高，形成恶
性循环，动脉粥样硬化加重，严重者会出现心脑血管病变。因此，血脂
异常的高血压患者，在降压治疗同时，要积极控制血脂。

腹型肥胖是以腰腹围过大为临床表现特点的一类肥胖，腹型肥胖是
代谢综合征的重要体征之一，研究证明，腹型肥胖的人患心血管病风险
增加。

18 危险程度与 10 年以内发生心血管疾病风险

高血压严重与否以及高血压对人体造成的危害，主要体现在远期对

心脏、脑、肾脏、血管等的损害，即高血压导致的心血管事件的发生。国外医学专家经过对大量高血压人群的随访研究，将高血压患者进行危险分层，分层的依据在于不同危险层 10 年内发生心血管事件的概率（表 2-3）。

表 2-3　不同危险分层的高血压患者 10 年内心血管事件绝对危险

危险分层	10 年内心血管事件绝对危险（％）
低危	<15
中危	15 ~ 20
高危	20 ~ 30
极高危	>30

19 了解危险程度的作用

前面已经谈过，高血压本身无甚危险，但其并发症是危险的，因此，就要根据并发症特别是心血管疾病发生的风险不同采用不同的治疗策略。这样也更能体现高血压治疗的个性化，减少因不必要服用降压药物、不恰当降压目标对机体造成的损害。

低危患者：对患者进行较长时间的观察，反复测量血压，尽可能进行 24 小时动态血压监测或家庭血压监测，评估靶器官损害情况，然后决定是否用药以及何时开始药物治疗。

中危患者：先对患者的血压情况及其他危险因素进行为期数周的观察，反复测量血压，尽可能进行 24 小时动态血压监测或家庭血压监测，评估靶器官损害程度，然后决定是否用药以及何时开始药物治疗。

高危患者、极高危患者：一旦确诊，必须立即开始对高血压及并存的危险因素和临床情况进行综合治疗。

高血压就诊前需要梳理的病史

给医生提供正确充分的病史，可以让医生更好地协助您进行治疗决策。与其见到大夫紧张忘记，不如提前做些功课，可以对照表2-4来分析。

表2-4　高血压危险分层相关危险因素自我分析表

编号	问题	本人存在的情况
1	口重（盐摄入过多）	
2	吸烟	
3	饮酒	
4	平时体力活动	
5	工作压力	
6	亲属中患高血压	
7	亲属中患心脑血管病	
8	亲属中患糖尿病	
9	身高、体重、腰围	

21 **不同危险程度的高血压患者经治疗获得的好处**

"是药三分毒"，药物的副作用发作概率还是不低的。用药治疗的目的是获得治疗的好处，如果没有好处，谁也不会干的。因为大家都知道如果吃药还不如不吃药好，就没有必要吃药了。表2-5代表不同危险程度高血压患者进行治疗对减少心血管疾病发作方面的好处。

表 2-5　不同危险程度的高血压患者降压治疗的效果

危险分层	每治疗 1000 例可预防心血管病变的例数（例）	
	血压下降 10/5mmHg	血压下降 20/10mmHg
低危	<5	<8
中危	5～7	8～11
高危	7～10	11～17
极高危	>10	>17

举例来说，如果是低危的高血压患者，让 1000 个患者的收缩压下降 10mmHg，同时舒张压下降 5mmHg，最多可以让 5 个人不发生心血管病变。

 高血压患者通过自己努力降低其危险程度

控制血压是降低危险程度的措施之一，而减少危险因素其实是更重要的措施。因此，在被诊断为高血压后，应该与医师及时充分的沟通，对高血压的危害性、自己高血压的危险程度、如何控制血压和治疗的利弊、血压控制目标及预后等都要有所了解，这样有利于自己坚持治疗，降低危险程度。

在控制血压方面：对于有漏服药物倾向的患者，可以在医师的指导下选用长效制剂，简化用药方案。对于同时服用的影响血压的药物，应在医师指导下，以不影响其他疾病的治疗为前提，尽量停用或换用其他不影响血压的药物。

对于危险因素控制方面，表 2-4 中的 1、2、3、4、5、9 都是有可能通过个人努力加以改变的，关键看您的行动力与决心。作为高血压患者，一定要谨记坚持改善不良的生活方式，包括高盐饮食、酗酒、吸烟、缺乏锻炼等，这对控制血压、降低危险程度来说非常重要。

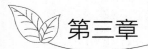

第三章

高血压可以"不药而愈"

引言　　本章您将了解不吃药降压的技巧。用于高血压的非药物疗法名目众多，这些方法的效果如何？相信读过之后，您一定会找到适合您的方法。

高血压是一种非常常见的疾病，如果说谁身边没有高血压的患者，那一定是奇迹了。因为现在成人高血压的患病率至少 18.8%，而北京市则高达 25% 左右，十个中老年人里面能有六七个人有高血压史，因此高血压也被戏称为"国民第一病"。

如今的社会，可能缺的东西很多，唯独不缺的是信息，特别是养生保健的信息，眼睛看到的，耳朵听到的，别人传来的，太多了，诸如醋泡花生米降压、戴降压手表、喝芹菜汁降压等，也有人做过不少尝试。

1 "是药三分毒"的说法是对的

对药物毒性的认识并不是现在才有的，古人还在食不饱腹的时候就意识到了。《黄帝内经》记载："聚毒药以攻病"，说明药是有毒性的。所谓的毒性首先表现为偏性，没有偏性怎么能用来疗疾纠偏呢？其次是药物的作用不止一个，除治疗需要的偏性外，还多多少少有不需要的作用，这种作用称为毒性。《黄帝内经》同时提出："大毒治病，十去其六；常毒治病，十去其七；小毒治病，十其去八"，说明用药治病与练功比武一样，治病用药要适度，练功比武是"招式不能用老"，用老就不灵了，就要出问题了。所以说，"是药三分毒"这个观点是正确的，它告诫我们不要随便试药，现在很多"保健品"其实也是药物，一定要有医生的指导。

 不是所有的高血压都要终身服用降压药

高血压患者终身服用降压药是一个错误的说法，如果高血压真是终生服药，哪来不药而愈呢？现实生活中为什么有的人治着治着就不用吃药呢？

正确地说法应该是高血压必须终生治疗，区别在于治疗与用降压药，这是两个完全不同的概念，治疗包括对血压的监测以及调整好生活习惯、工作习惯，进行必要的有效锻炼等，当然也包括在必要的情形下服用降压药物。所以，再次强调高血压是必须终生治疗，而不是终身服用降压药。

 目前高血压治疗仍是"头痛医头，脚痛医脚"

现在的研究已经证明，高血压的病因多数是不明确的，很多因素与高血压可能有关，常见的有：吃钠盐过多，活动过少，压力过大，睡觉过晚，尿酸过多，血脂过高等。这些因素往往同时会在一个高血压患者身上出现，但也有极少数人虽然有高血压，但上面讲的危险因素一个也没有。

正因为高血压原因不明，因此，在高血压治疗方面也就常常是"头痛医头，脚痛医脚"了，即高血压有原因可治则治，不可治则降压，找不到原因就只有降压一条路了。

 高血压除降压药外，还有其他更重要的治疗手段

关于高血压的治疗方法，大家知道比较多的是降压治疗，其实，治疗方法非常多，总括起来分为药物疗法与非药物疗法，内容最丰富的是非药物疗法，它是所有高血压患者治疗的基础。西医归纳有十六字方针："合理饮食、戒烟限酒、适当运动、心理健康"，即：减轻过多的体重，合理膳食，限盐，增加体力活动，戒烟限酒等。图3-1是非药物疗法产生的降压效果，实线最大下降，虚线是最小下降。

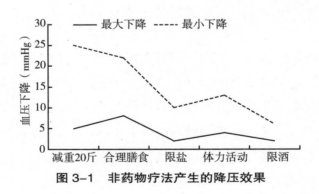

图3-1　非药物疗法产生的降压效果

 合理饮食的基本要求

合理饮食是一个非常大的问题，什么样的饮食是合理的，目前并无标准，查百度百科给出的解释是"合理的饮食就是选择多样化的食物，使所含营养素齐全，比例适当，以满足人体需要"。2005年上海市为了更好地指导市民膳食，提出膳食16字方针："稳定粮食、保证蔬果、增加奶豆、调整肉食"。合理膳食还包括控制反式脂肪酸（如各类含人造奶油的食物），减少高胆固醇食物的食入，增加食物中钙与钾的摄入等，以植物性油脂替代部分动物油脂。

根据作者个人经验，合理饮食的基本原则有以下几条：①不挑食，不偏食，品种越多越好；②荤素搭配，以素为主，每天保证蔬菜鲜菜量达500克，蔬菜水果合计达750克；③主食以谷物为主，粗细搭配；④根据肠胃耐受性调整食物品种；⑤以应季食物为主，反季食物作为调节食欲的补充。合理的膳食可以使血压下降8～14mmHg。

 增加含钾、钙多的食物

应多食用富含钾和钙的食物，它们可通过舒张血管而降低血压，富含钾盐的食品可对抗钠盐引起的血压升高和血管损伤。日常生活中钾盐主要来自以下食物：豆类、冬菇、杏仁、桃仁、花生、土豆、竹笋、瘦肉、鱼、禽类等，水果如香蕉、枣、桃、橘子等。高血压患者补钙的简单、安全、有效的方法是选择适宜的高钙食物，特别是保证奶类和奶类制品的摄入。每日100毫升牛奶可提供100毫克以上的钙，所以提倡饮用牛奶；对于部分患者，补充钙片也是一种有效的途径。不过有慢性结肠炎、肠易激的人以及对牛奶敏感的人不建议食用。通过用坚果类食物补充钙与钾时也要注意量的问题，因为过量会增加油脂的入量，增加体重。

增加饮食中蔬菜和粗纤维食物的摄入量

多吃蔬菜和水果有利于控制血压，芹菜和山楂是已证实的可以降低血压的食物，但胃酸多的人不宜选山楂，腹泻胃寒的人不宜过食芹菜。

在日常生活中可以增加蔬菜水果的摄入量。我们主张高血压患者每天吃500克的新鲜蔬菜，2～3种水果。

粗纤维食物不仅可以改善胃肠道功能，而且可以降低血浆中的胆固醇含量，预防高脂血症和心脑血管疾病的发生。推荐每人每日摄入粗纤维20～35克，但是也应注意粗细粮搭配使用，互补不足，营养均衡。粗纤维食物主要包括各种杂粮、芹菜、韭菜、竹笋、洋葱、苹果、山楂、红枣、核桃、花生、木耳、香菇等。

8 高血压患者每天最多吃6克盐

50～60岁的人都看过电影《闪闪的红星》，对缺盐的痛苦记忆犹新，但是今天要说的刚好相反，盐供应丰富了，如何控制盐的食入量？世界卫生组织推荐的每日盐摄入量为6克，这在中国很难实际做到，因为中国人的盐入量多在10克以上。良好的食盐控制能使血压下降2～8mmHg。

减少盐摄入的办法有：避免食用咸菜及腌制品；炒菜最后加盐可以不改变口感而减少盐量；不将菜与饭混合，饭菜分装；减少味精用量，用盐勺定量；利用食物本身的滋味调味，或用醋、番茄汁调味等。

9 保持合适的体重

肥胖和许多疾病手拉手，如高血压、糖尿病等，减重对健康的受益是巨大的。如在人群中，平均体重下降5～10千克，收缩压可下降5～20mmHg。高血压患者体重减少10%，则可改善胰岛素抵抗、糖尿病、高脂血症和左心室肥厚。

通常使用BMI和腰围来衡量超重和肥胖。BMI=体重（kg）/身高^2（m^2）。成年人BMI：18.5～23.9kg/m^{2}为正常；24～27.9kg/m^{2}为超重，提示需

要控制体重；≥ 28kg/m² 为肥胖，应减肥。成年人腰围：男性 <90cm，女性 <85cm 为正常；男性 ≥ 90cm，女性 ≥ 85cm，提示需要控制体重。

最近也有观点认为体重过轻不利于健康，认为最适 BMI 为 23 ～ 27。不过，笔者认为最适体重没有绝对的标准，如果仅仅是超重，BMI 在 27 以下，需要做的事情是控制食物摄入，增加运动，不制定减重目标。但 BMI 在 28 以上，就必须减重了。

10 减肥的关键是少食多运动

减肥无捷径，体重的增加是因为我们吃进去的热量多于我们日常消耗的热量，形成热量的正平衡，多余的热量转化为脂肪贮存在体内，所以就胖了。减肥或减轻体重就是要让热量变为负平衡，也就是说消耗的热量比吃进去的多，这样就瘦了（图 3-2）。

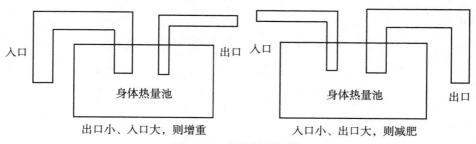

图 3-2 身体热量平衡

对于体重超标（BMI 在 28 以上）的患者减少热量进入的原则为：①减少油脂包括油炸食物的摄入；②增加粗纤维食物和新鲜果蔬摄入；③适当增加优质蛋白质（比如鱼肉、牛肉、蛋、牛奶制品、大豆制品等）摄入量；④增加热量的消耗。具体方法是：不吃油炸食物包括各种"垃圾"食品；以谷类作为主要的热量来源，增加肉类（瘦肉，禽类）

的食物，坚决控制零食，按时进餐，每天坚持锻炼。通过药物来减轻与控制体重，具有风险，强烈建议不采用。

11 最不划算的投资——"年轻时用健康换金钱，年老时用金钱换健康"

现在的人都忙于工作、赚钱，对健康的投资十分不重视，往往自恃年轻，还有时间，忽视身体锻炼，到头来身体一身病。如能从年轻时就重视身体健康，不是把赚钱当作第一要务，适当的分配一些时间来投资身体健康，则结局大不相同。对高血压、糖尿病这类生活方式病尤其如此。

一般的体力活动可增加能量消耗，对健康十分有益。定期的体育锻炼则可产生重要的治疗作用，可降低血压、改善糖代谢等。适当的运动对高血压患者十分重要，因为运动可以促进血液循环，降低胆固醇的生成，而胆固醇的堆积是引起高血压的重要原因，其次运动还可以减少外周血管阻力而使血压降低，所以在病情稳定时应该有计划地进行适当做一些有氧运动活动，如散步、慢跑、步行、游泳、骑自行车、太极拳等，可根据自己的病情、年龄、体力、爱好等情况进行选择，持续适当的运动对控制血压有一定的帮助，但应避免一些剧烈的运动或用力大的运动，因为它们能使血压升高。

12 运动降压好处多

运动在高血压治疗中的基础作用已经被许多研究证实，笔者的门诊患者也有体会，在运动后 20 ～ 30 分钟测量血压，比运动前血压要低，而且坚持运动比没有运动时血压控制得要好。也有许多患者以运动为核心，配合饮食、情绪及生活规律调节，最终达到血压控制的目标。适当增加体力活动可使血压下降 4 ～ 9mmHg。

运动降压建议方案

一般认为，每天 30 分钟，每周 5 次的有氧运动可以有效降压。就个人经验而言，最好坚持每天都运动，时间把握在 1 小时左右，运动形式不限，效果更好。不必进行剧烈运动，因为剧烈运动没有更多的好处，还会增加外伤的风险。

常规的体育运动包括 3 个阶段：① 5 ~ 10 分钟的轻度热身活动；② 20 ~ 30 分钟的耐力活动或有氧运动；③放松阶段，约 5 分钟，逐渐减少用力，使心脑血管系统的反应和身体产热功能逐渐稳定下来。运动的形式和运动量均应根据个人的兴趣、身体状况而定。

14 影响运动降压持续性与效果的因素

运动降压最忌"一曝十寒"，信念、趣味、方便程度是影响运动降压方案执行的最大因素，能让自己坚持运动对成功降压非常重要。可以试着观察运动前后的血压变化以坚定信念，选择方便易行的趣味活动方式以提高可行性，增加趣味性如用计步器计算每日频数、参加有关运动团体活动、组织集体活动或学习练习中国的导引功法等，都是好的办法。至于健身房的运动是否更好，目前尚无相关证明，且室内环境的空气污染会影响锻炼的积极性与持续性。

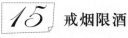 **戒烟限酒**

香烟的危害大家都有认识，研究证明香烟可以损伤血管的结构，使血压升高，同时增加患心血管疾病的风险。有人观察到吸食一支香烟后收缩压上升 10 ~ 25mmHg，这个数字虽然有点大，但没有谁观察到吸

烟能使血压下降的情况。并且观察长期吸烟的高血压患者，发现其患脑卒中和冠心病的机会是不吸烟者的 2 ~ 3 倍。少量饮酒，短期可以观察到血压下降，但长期大量饮酒可以增加高血压的发病风险。我国患者长期大量饮酒者较多，酗酒者应逐步减量，酒瘾严重者可借助药物治疗，控制饮酒可使高血压患者血压平均下降 2 ~ 4mmHg。在 2013 年 9 月北京召开的第 15 届高血压大会上，中国高血压联盟主席吴兆苏先生明确指出，少量饮酒有益心血管病预防的说法没有达成共识，主张高血压患者应该戒酒。

16 保证充足的睡眠

按时就寝，并养成上床前用温水烫脚的习惯。烫脚后按摩双足心，促进血液循环，有利于解除一天的疲乏。尽量少用或不用安眠药，力争自然入睡，不要养成依赖催眠药的习惯。有条件者睡前可洗温水澡，有利于入睡。

卧室周围要安静，防止噪音污染；灯光不要太明亮，保持微弱柔的灯光；通风良好，以保证空气中氧的含量；温度在 18 ~ 22℃为宜；空气中的湿度太大或过于干燥也不利于健康和正常的睡眠。如果居室湿度太大，可以通过通风、光照来调节；倘若是空气过于干燥，可以在地板上洒一些水，或用空气加湿器等进行调节。

17 保持心理平衡

高血压病的发生原因是多方面的，肥胖、酗酒等都可能产生高血压，而通常不大容易引起人们注意的不良心理因素，实际上是导致高血压病发生的重要原因之一。中医讲七情，即喜、怒、忧、思、悲、恐、惊七种情志，是人体对客观事物的不同反应，在正常情况下，一般不会使人致病，但突然、强烈或长期持续的情志刺激，超过了人体正常生理范围，则会使人体气机紊乱、脏腑阴阳气血失调，导致疾病的发生。由于"七情"是造成内伤病的主要致病因素之一，故又称"内伤七情"。

18 "七情"调和

人的情志活动若要保持相对的平静，平时就要重视思想修养及精神调摄，客观对待周围事情的变化，使自己的精神面貌经常处在乐观、愉快、安静、平和之中，这对于养生有益。怒则气上，喜则气缓，悲则气消，恐则气下，惊则气乱，思则气结。不良情绪不能自我调节时，要及时找医生进行咨询，把发病原因消灭在萌芽状态。

"喜"，是心情愉快，喜则气缓，有利于缓解郁结的气机；"怒"，是气愤不平，怒则气上，大怒往往容易引起肝阳暴张，血压急速升高，引发中风；"忧"，是忧愁而沉郁，忧可以造成气机郁结不流通，谚语说"愁一愁，少白头"，传说伍子胥过文昭关，一夜之间须发全白，就是因为心中有事，过分忧愁所致的；"思"，就是集中精力考虑问题，过度也可以影响脾气的运行，出现吃饭不香，睡眠不佳，日久则气结不畅；"悲"，是由于哀伤、痛苦，悲则气消，有"过悲则伤肺，肺伤则气消"之说，这说明悲哀太过是会伤及内脏的；"恐"则气下，恐是自己知道而恐惧，无故恐惧害怕的人，大都肾气虚，气血不足；"惊"则气乱，惊是自己不知道而惊吓，突受惊吓而气机逆乱，亦可加重高血压或发生并发症。

19 生活中调节情绪的方法

高血压患者的心理表现是紧张、易怒、情绪不稳，这些又是促使血压升高的诱因。患者可通过改变自己的行为方式，培养对自然环境和社会的良好适应能力，避免情绪激动及过度紧张、焦虑，遇事要冷静、沉着。

（1）**倾诉**：当有较大的精神压力时应设法释放，向朋友、亲人倾吐或鼓励；也可以倾诉于文字。

（2）**分散注意力**：参加轻松愉快的业余活动，将精神倾注于音乐或寄情于花卉之中，使自己生活在最佳境界中，从而维持稳定的血压。避免过度紧张，生活要有规律，以保持正常的高级神经活动；过度兴奋、过度紧张、情绪波动都不利于高血压病的防治。

（3）**修身养性**：高血压的患者还需要注意对自己精神、心理的调节，要学会自我调适心理，培养豁达、开朗、宽容的性格，善于排解压力，切忌情绪波动、大喜大悲等不良刺激。

（4）**导引**：如果由于精神紧张或情绪兴奋难以入睡，可以采取仰卧姿势，双手放在脐下，舌舔下腭，全身放松。口中生津时，不断将津液咽下，几分钟后便可进入梦乡。

20 减轻精神压力

越来越多的医学研究表明，很多疾病都与心理因素密切相关，对于各种各样的生活压力、工作压力等没有进行很好的调控和适应，导致心理应激。这种长期的、过度的心理反应会产生各种各样的病理表现，诸如血压的升高。

随着生活水平的增高，生活节奏和生活压力也越来越大，很多患者尤其是年轻患者被各种生活的、职场的压力所困扰，没有途径进行释放和排解。此时应该积极采取各种措施，比如寻求专业的心理辅导或治疗来改善压力负担，同时多去户外进行运动、多参加一些社会活动、多结交朋友等都是减轻精神压力的一种形式。另外，在有噪音的工作环境中、过度紧张的脑力劳动均易发生高血压，城市中的发病率要远远高于农村，因此，远离噪音、减轻精神压力均可预防高血压的发生。

 将饱和脂肪酸赶离餐桌

不饱和脂肪酸能够降低胆固醇、软化血管，有利于降低血压，比如橄榄油、鱼油、鱼肉等。而动物性脂肪的食物如猪肉、肥肉、牛肉等，大都含有饱和脂肪酸，不仅可以促进血管的粥样硬化、升高血压，而且还可以增加体重，从而从另一个方面又促进了血压的升高。

含胆固醇和嘌呤较高的食物主要有动物内脏、肥肉、蟹黄、鱼子、蛋黄、肉馅、海鲜等，这些食物中主要含的是饱和脂肪酸，在日常生活中可以减少其摄入量。此外，油脂反复高温加热，其中的不饱和脂肪酸会产生有毒有害的物质，而且食物中的各种营养物质在油炸的过程中会被严重破坏，减少油炸食品的摄入是控制血压的一个重要途径。

通过生活方式的改变，部分患者可以使血压达标，在日后生活中定期监测其血压水平，无需使用药物治疗，但是只限于低、中危心血管风险的高血压患者。在此笔者给出的建议是：通过各种方式知道自己可能患有高血压的朋友们，及时到医院就诊，在医生的指导下及时进行生活方式的改善和药物治疗。

22 顺应四时以养生

自然界的四季变化影响着人类的生活活动和物产供应。人立天地之间，必须顺应自然变化规律，才能使"苛疾不起"。《黄帝内经》对春夏秋冬季节特征与变化规律进行归纳，提出顺应四时阴阳变化规律进行养生的基本原则，"春夏养阳，秋冬养阴"成为养生名言。春夏养阳重点在于促使阳气自内外达，舒展自如；秋冬养阴重点在于积蓄精气物质基础，为阳气发挥作用提供保障。

23 春季养生

乍暖还寒的天气，人体血压容易因为波动而升高，不少患者会出现头痛、头昏、失眠等症状。初春时，高血压患者更要多监测血压，注意血压变化，防止脑血栓、脑溢血、心肌梗死等恶性并发症的发生。

现代医学证实，人体血压值的高低，与气温变化关系密切。气温每下降1℃，收缩压就会升高1.3mmHg，舒张压升高0.6mmHg。高血压患者在春季亦要做好身体的保暖，要了解自己的血压波动规律。

高血压患者应在医生的指导下对症服药。择时服药很重要，一般在血压高峰出现之前1～2小时服药，降压效果最好。患者应该学会自测血压，每天测4～6次，连续数天，便可摸索出自己的血压波动规律，然后可据此规律来确定服药时间。此外，人体血压夜晚下降，多低于白天，如果测量后发现血压很高，需要用降压药，多数患者睡觉前一般不用降压药。

24 夏季养生

（1）**注意补充水分**：夏天天气炎热，人体出汗多，血液易浓缩，就容易形成血栓。所以，高血压患者在夏季要重视补充足够的水分，出汗多的情况下更应及时补充，降低血液黏稠度，但要控制碳酸饮料用量，对预防血栓形成大有好处。

（2）**到医院调整降压药物**：夏季温度较高，人的外周血管扩张，血压较平时降低，在服药的剂量上应适当减少，尽量选用长效、缓释的降压药物。

（3）**保证睡眠**：高血压患者应保持血压的昼夜规律。夏天湿热，人们的睡眠质量容易下降，高血压患者可能会出现夜间血压升高，从而加重心脑血管的损害。因此，患者一定要做好防暑降温，保证正常睡眠；要保持心境恬静、情绪稳定。

（4）**时刻注意温度变化**：温度的变化会对血压产生影响，尤其是夏季使用空调时更应注意。室内空调的温度不宜设置得过低，否则易使高血压患者的血管调节功能紊乱，导致心脑血管意外的发生。

25 秋季养生

进入秋天，天气逐渐变得凉快起来，加上秋季又是丰收的季节，常常使人胃口大开，稍不注意就会进食过量，造成血压波动。高血压患者秋季的饮食应注意把降压与养生结合起来，要注意适量，包括主食、荤食、水果等，不能因为好吃或有营养而放纵食欲，大吃大喝。从而既保持血压的平稳，又起到增进健康、延年益寿的作用。

26 冬季养生

（1）**注意保暖，起居有规律**：进入 11 月以后，气温开始逐渐降低，中医讲一切顺应自然规律。在冬天，早睡以养阳，待日出后起床以养静，使潜伏于内的阳气不被过分扰动。起床后不要立即下床，在被褥中活动身体，并请家人将室内变暖和。半夜起床上厕所，一定要穿好衣服，注意保暖。洗脸刷牙使用温水；外出戴围巾手套，做好保暖。

（2）**适宜运动，合理饮食**：在饮食结构上要做到荤素搭配合理，营养丰富，并且控制有节。要多吃蘑菇、豆制品、新鲜蔬菜等。北方地区室内干燥，要注意补充水分，这样可以帮助身体加快新陈代谢，稀释血液。同时注意适量运动，以自我感到浑身舒适为度。一定要根据自己的身体情况来控制活动的时间和量。

读者可将上面介绍的方法结合起来，用到生活中的每一天，从而使血压变得更容易控制，也可以使部分人不药而愈了。

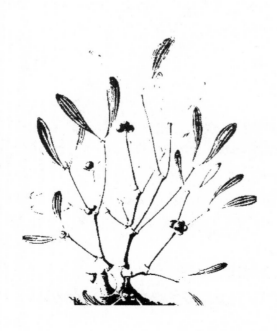

第四章

当医生的好助手、健康的好管家

引言　　　　如果您是位高血压患者，这章可不能错过，在这章您将学会如何当医生的助手、自己的健康管家，让自己的血压更平稳、更理想。

前面我们了解到高血压的基本常识以及如何判定患心脑血管疾病的危险性大小，还学习了不少非药物治疗高血压的方法，但总有一部分患者病情复杂，诊断困难，治疗也离不开降压药物，因此，把自己培养成医生的助手、自己的健康管家就显得十分重要了。

高血压本身症状很复杂，也没有特异性，因此及早发现并治疗高血压，就不能单靠就医来解决。"了解相关知识，树立正确态度，自我监测血压，坚持药物治疗，注重非药物治疗，及时发现急症"，是"当好医生助手，成为健康管家"的六个必备条件。

1　了解高血压最主要的基本知识

（1）**高血压的诊断标准：**在未使用降压药物的情况下，非同日 3 次测量坐位上肢肱动脉血压，收缩压≥140mmHg和（或）舒张压≥90mmHg为高血压。收缩压≥140mmHg和舒张压＜90mmHg为单纯收缩期高血压。如若既往有高血压史，目前正在使用降压药物，血压虽然低于140/90mmHg，也诊断为高血压。

（2）**不同测量环境的正常值**：诊室血压标准如上。若是我们自己在家中监测血压，测量坐位上肢肱动脉血压的正常值应为135/85mmHg以下，且两项均要符合。桡动脉血压、指端血压测量的正常值参照肱动脉血压标准。目前尚未制定卧位血压的标准。

（3）**降压目标值**：笼统地说，成年人的血压应该控制在140/90mmHg以下，60岁以上的老年人应在150/90mmHg以下。但是每个人的血压控制目标会因为年龄、性别、合并的其他疾病不同有所不同，对药物敏感性不同的人，降压目标值也会有差异，因此，您需要与医生商讨确定降压的目标值。

② 参加高血压基本知识宣传课程

因为高血压正逐渐引起全社会的重视，所以早在1998年，卫生部为"提高广大群众对高血压危害的认识，动员全社会都来参与高血压预防和控制工作，普及高血压防治知识"，决定将每年的10月8日定为"全国高血压日"，并确定一个主题。如2012年10月8日是"全国高血压日"，主题是"健康生活方式，健康血压"。读者也可利用这次机会，学习相关知识，和全国的朋友进行交流；还有世界高血压日，三级医院开展的高血压科普活动，都可以选择参加。

③ 战略上藐视高血压，战术上重视高血压

作为高血压患者，必须清醒地认识到它的危害性。高血压是多种心脑血管疾病的重要病因和危险因素，常常影响重要脏器，如心、脑、肾

的结构和功能，最终导致这些器官的功能衰竭，迄今仍是心血管疾病死亡的主要原因之一。不仅致残、致死率高，且不少人需要长期的支出医药费，给家庭造成沉重负担。

不过也不要因此而担心害怕，认为一旦罹患高血压，便无药可治、甚至百药难救。国内外的实践证明，高血压是可以预防和控制的，降低高血压患者的血压水平，可明显减少脑卒中及心脏病事件，明显改善患者的生存质量，有效降低疾病负担。因此，我们要坚定不移地树立"高血压一旦发生，就需要终生管理"的意识、态度。

 重视血压监测的作用

一般情况下，高血压患者需要长期甚至终生服药，但是我们不可能天天往医院跑，因此自我血压监测就显得尤为必要了。家庭血压监测不仅能让我们很好地掌握自己血压的动向，督促坚持、按时服药，而且也能为医生进一步治疗提供参考、依据，如：识别白大衣高血压，鉴别难治性高血压，评价长时血压变异，辅助评价降压疗效以及预测心血管风险及评估预后等。如果能试着在运动前后进行血压监测，则会发现运动是不错的减压方法，鼓励您坚持运动。

 选择合适的血压计

目前使用的血压计有电子血压计、水银柱血压计两种，可根据自己的实际情况购买。若家中有人熟悉水银柱血压计的使用方法，可以购买符合计量标准的水银柱血压计，并定期进行校正。但在此不推荐购买水银柱血压计，因为总的趋势是其日趋淘汰。

购买电子血压计时请尽量选择经过英国高血压协会、美国仪器协会和欧洲高血压学会验证的上臂式全自动或半自动电子血压计，并且要到正规的医疗器械商家购买；不能购买无生产许可证、无质量安全的血压仪，否则监测的血压是不准确的。

血压计的袖带宽度很重要。对于普通人来说，目前大部分电子血压计都配置了适用于大多数测量者的标准袖带和供上臂臂围较大者使用的大袖带。如果是儿童应选择较小的袖带，较胖者则要用大号的袖带。

6　正确测量血压

按照家庭血压监测中国专家共识的建议：自测血压时被测量者应在有靠背的椅子上坐位休息至少 5 分钟。测血压时，将捆绑袖带的上臂放在桌子上，与心脏同一水平，两腿放松、落地。也可采用更舒适一些的落座条件，比如沙发等稍矮一些的座位，但应尽可能确保捆绑袖带的上臂与心脏处于同一水平。血压计压力应比血压值高 10 ～ 20mmHg（加压至脉搏消失后再上升 10 ～ 20mmHg）。放气的速度不宜过快，大约每秒下降 2 ～ 4mmHg，过快或过慢都会影响准确性。如果用半自动电子血压计，可更容易控制放气的速度。

7　掌握测量血压的时间与频率

关于测量血压的时间与频率，各国的指南要求不一样。欧洲高血压家庭血压监测指南建议，应在就诊前连续测量至少 3 天，最好 7 天，每日早、晚各测量血压 2 次，间隔 1 ～ 2 分钟。美国心脏协会家庭血压监测指南建议，应连续测量 7 天，每日早、晚各测量血压 2 ～ 3 次，间隔 1 分钟。日本高血压学会家庭血压监测指南则认为，家庭血压监测的优势主要来自长期坚持每日测压，每日测量的次数并不重要，即便 1 次也可以，而且认为，测量次数较少更有利于长期坚持测压。因此，日本指南建议，长期坚持每日测压，每日早、晚只需各测 1 次血压。

笔者建议：新发现高血压的人，每天测量至少 2 次，连续 7 天；原有高血压，但近期不稳定的人，同新发现高血压的人的要求一样；血压已经稳定 1 周以上的人，每天测量 1 次；稳定 1 个月以上的人，每周测量 2 ~ 3 次。测量血压时容易紧张的人，可以减少测量次数，如果需要观察血压波动节律，建议到医院进行 24 小时血压监测，不建议在家频繁测量血压。笔者曾见过为观察血压波动规律，用闹钟定时叫醒来自测血压的情况，会得不偿失。

8 学会正确地记录血压

监测血压结束之后，最好能够详细记录每次测量血压的时间以及所有血压读数，而不是只记录平均值；如此可以向医生提供完整的血压记录。那么，该怎么记录血压呢？因为一般情况下，血压多在晨起、晚上偏高，所以在记录血压时，一定要标明具体时间（精确到几点）；接着记录收缩压（高值），中间划一"/"，再记录舒张压（低值）；血压的单位为毫米汞柱（mmHg），格式如："2013 年 12 月 10 日 9:30：145/93mmHg"。若使用电子血压计，也可以在血压之后记录心率，单位是次 / 分。表 4-1 为某人一周血压心率自测情况记录表。

表 4-1　自测血压记录表（示例）

日　　期	测量时间	测量结果（mmHg，次 / 分）	测量时间	测量结果（mmHg，次 / 分）
2013-10-11	9AM	145/90；75	7PM	128/88；65
2013-10-12	8AM	147/88；72	7PM	129/89；63
2013-10-13	7AM	147/89；72	8PM	120/80；62
2013-10-14	7AM	150/92；68	8PM	130/78；68
2013-10-15	6:30AM	150/93；68	9PM	116/76；62
2013-10-16	7:55AM	147/95；70	7:40PM	136/86；66
2013-10-17	6.45AM	157/92；66	6:35PM	138/82；67

9 坚持非药物疗法

在前面学习的有关非药物防治高血压的方法，关键是督促自己实施。比如，选择步行，为了提高趣味性，购买一个电子计步器，设定每天目标是 10000 步；每周游泳 3 ~ 5 次；爬山、打球等活动。以下是笔者记录一周步行活动量的表格，发现周四、周五开会，活动量明显小了，便有了改进的目标，很有趣（图 4-1）。其他活动也可以通过有趣的形式予以记录。

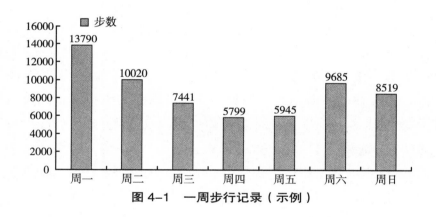

图 4-1　一周步行记录（示例）

10 善于督促自己做好非药物疗法

除了上述的记录方式以外，还可以将常用的非药物疗法列表，做个自我监督，旁边记录上血压。以下是某位又吸烟又喝酒的高血压患者的自我监督表，这个表对初期进行治疗的人有用（表 4-2）。

表 4-2　非药物疗法记录（示例）

日期	少盐（咸菜）	步行（8000步）	蔬菜水果（500克+2）	戒烟限酒	按时服药	血压（mmHg）
2013-7-16	×	√	√	×	√	150/90
2013-7-21	√	√	√	√	√	145/85
2013-7-22	√	√	√	×	√	148/90
2013-7-23	√	√	√	×	×	155/95
2013-7-24	√	√	√	√	√	142/88
2013-7-25	√	√	√	√	√	143/88

当您养成了良好的习惯后，上表就可以废掉不用了。

11　学会一套对高血压有益的导引功法

中国传统的导引功法很多，如六字诀、八段锦、五禽戏、太极拳，还有不少新编的导引功法可借鉴。

六字诀：中医认为五音中的每一个音都与脏腑之气相关，练五音可以疗疾；不过这个方法也在于自己的实践，按照自己的习惯习练。"吹"可调理肾；"嘘"可调理肝；"呵"可调理心；"呼"调理脾；"嘻"可调理三焦；"呬"可调理肺。

八段锦，有歌诀如下：双手托天理三焦，左右开弓似射雕；调理脾胃须单举，五劳七伤向后瞧；摇头摆尾去心火，两手攀足固肾腰；攒拳怒目增气力，背后七颠百病消。

12　学会自我减压

有道是压力有多大，血压有多高。现代社会，生活节奏越来越快，工作、心理、生活压力也越来越大，各种压力交织在一起，很容易造成不高兴的情绪、难解的心结。正如金元时代的朱丹溪所说："气血冲和，百病不生，一有拂郁，诸病生焉。故人身诸病多生于郁"。这些不高兴的情绪、难解的心结、长期的大脑皮层兴奋等往往容易引起血压升高。

压力来自于内心和外界。自我减压方法就在我们每个人的身边，关键是您是否注意到了。比如：①劳逸结合，动静结合：适当的劳逸结合，动者禅坐，静者舞动；②目标实际：制定适当切合实际的目标，不好高骛远；③善待自己：如果一个人喜欢自己，就要善于发现自己的优点；④知足常乐：不作不必要的攀比，中国人目前最大的悲哀在于不以家庭幸福为成功，而以名利双收为成功；⑤善待别人：如果您以笑容示人，将收获更多的笑容，和谐的人际关系会减少压力，古有"仁者寿""德者寿"。

如果您特别容易激动，或者压力特别大，不妨试试自我放松的方法，如放下此时此刻的事情，听听轻音乐，缓慢深呼吸，大喊、大叫几声，或者和朋友家人聊聊天、散散步等！

 学会快乐生活

快乐生活有利于身心健康。裘沛然老先生提出的"一花四叶汤"，"一花"指健康长寿之花，"四叶"即豁达、潇洒、宽容、厚道。也就是说，在平日里要多一点心态上的平和，少一点对物质利益的追求，这样就能身心快乐，健康长寿。以下四点有助于提升您的快乐生活品质：①和睦的家庭；②经常能成功的目标；③志同道合的朋友；④满足温饱的收入。

学会应用紧急降压方法

高血压患者难免会遇到需要临时紧急降压的情况，如各种原因造成血压升高过快，出现明显的头晕、头痛、头胀等不适，此时不进行适当的降压处理，可能导致血压进一步升高甚至引起高血压急症。处理这类血压升高过快的方法是合理使用短效的降压药，以前常用硝苯地平和卡托普利片，咬碎后舌下含化。现在已经不提倡用硝苯地平了，因为它可以反射性地引起心率加快，而且降压作用明显，如果是心肌梗死、高血压脑出血压引起的血压过度升高，反而增加其他风险。目前可以用的是短效的卡托普利片，咬碎后舌下含服，常用剂量是 6.25 ～ 12.5 毫克，每 20 ～ 30 分钟重复一次，症状不缓解应该送医。

15 学会发现与应对高血压急症

高血压急症是指在某些诱因作用下，血压突然和明显升高（一般超过 180/120mmHg），同时伴有进行性心、脑、肾等重要靶器官功能不全的表现。

（1）**心功能受损表现**：高血压早期，心脏相关的症状不明显。长期高血压患者如果出现心慌乏力、胸闷气短、呼吸困难等，有可能是心脏出现了问题，发生了心力衰竭，应停止活动，及时呼救、尽快就医。

（2）**脑功能受损表现**：若是由于情绪激动、过度疲劳、气候变化，或停用降压药而诱发的头痛、头晕，一般在相应处理之后可以得到缓解、消除。一旦出现剧烈头痛、视力障碍、恶心、呕吐等，有可能是血压急骤升高，造成脑出血等，此时应静坐呼救、尽快就医。

（3）**肾功能受损表现**：长期高血压容易致肾小动脉硬化、肾功能减退，症状上多表现为尿中有细小的泡沫，久久不能消失，夜尿，多尿。应到专科就诊，明确诊断，调整治疗方案。

16 学会留取尿液标本

高血压患者常需要进行尿液检查，以了解肾脏功能及受损情况，因此如何留好标本尤显重要。下面就常见检查的标本采集注意事项介绍如下。

（1）**尿液常规检查**：尿液检查包括常规检查与生化检查。常规检查可以检查是否有红细胞、白细胞及蛋白等，因此要求留取中段新鲜尿液，留取中段尿的方法是把前段尿弃掉。留尿后最好在 2 小时内送检，否则细胞成分容易破坏。

（2）**尿生化检查**：主要是检查微量蛋白，又分为随机尿、8 小时尿及 24 小时尿三种。随机尿比较简单，但是要记住是晨尿还是活动 1～2 小时以上的尿，并与医生沟通，以提高判断准确性；8 小时尿一般是留取夜间 8 小时尿液，比如留取夜间 10 点到次日晨 6 点的尿，即在夜间 10 点时尿出并弃掉，此后的尿全部留存在加有防腐剂的容器里（可咨询检查科医生），第二天早上 6 点，无论有无尿意，均要排尿并留存，混匀后记录尿量，按要求取样本送检。

17 学会配合血液标本留取

高血压患者一般都需要采血进行肝肾功、血脂、血糖、血清激素检查。不同的检查需要不同的准备。

（1）**血液常规检查**：随时在医院检验室窗口采血即可，没有特殊限定要求。

（2）**肝肾功能检查**：应空腹 8～12 小时进行检查。遇有需要检查时应与诊治医生沟通，有时可能需要在次日再次到医院检查，这样结果才可靠。另外要注意的是，检查前晚餐要常规进行，不能大吃大喝，也不能不进食。

（3）**血脂、血糖检查**：最好在空腹 10 小时左右采血。

（4）**血清激素检查**：常需检查肾素、血管紧张素、醛固酮、皮质醇等，都有特殊的要求，如立位肾素、醛固酮要求站立 2 小时以上，卧位要求卧床休息后晨起时采血等。皮质醇等激素在不同时间采血也有不同的正常范围。

 学会配合检查

除验尿、验血外，还会进行 X 光及 B 超等检查，患者应做好配合。比如，穿比较容易暴露部位的服装，尽量不佩戴饰品，以免影响检查或丢失；做好个人清洁卫生；进行腹部超声检查、腹部器官 CT 检查的前一天晚上，尽量不要吃产气过多的食物，最好能排便；做核磁检查不要携带金属物品。

 学会预防晕倒

卧位起床在老年人最容易引起血压的变化，甚至发生晕厥。因此，高血压患者和所有的老年人，甚至中青年都要缓慢起床，早晨醒来，不要急于起床，应先在床上仰卧，活动一下四肢和头颈部，伸一下懒腰，使肢体肌肉和血管平滑肌恢复适当张力，以适应起床时的体位变化，避免引起头晕。然后慢慢坐起，稍活动上肢几次，再下床活动，这样血压不会有太大波动。

 知道几个可以帮助降压的穴位

穴位的作用不必多说，大家都知道恶心、心慌可以按压内关，睡眠不好可以按压神门穴，腰痛可以按压手背的腰痛穴。高血压也可通过按压相关穴位起作用。

患者可以自行按压的穴位有曲池、合谷、三阴交、行间。

（1）合谷：是手阳明大肠经的原穴，又名虎口。在第一、第二掌骨之间，两骨相合，形状如山谷的地方，所以名为合谷。

（2）曲池：手阳明大肠经的合穴，可以配合谷穴辅助治疗高血压及感冒发热、咽喉疼痛；配合谷、血海等治疗风疹块。

（3）三阴交：十总穴之一。位于足太阴脾经穴位，位于小腿内侧，踝关节上三寸。可用于阴虚阳亢及冲任失调的高血压，又有"妇科三阴交"之称，顾名思义此穴对于妇科疾病有很好的疗效，是针灸治疗妇科疾病的常用穴位。

（4）行间：在足厥阴肝经，为荣穴。对头痛眩晕，目赤肿痛，失眠，小儿惊风，胸胁痛，口眼歪斜，遗尿，癃闭，疝气，遗精，月经过多以及高血压、神经衰弱等有一定的作用。

21 了解肝阳上亢高血压的穴位治疗

肝阳上亢的高血压患者伴有头晕头痛，烦躁易怒，百会穴较热，耳鸣或脑鸣等，舌质多呈红色，不应出现淡白舌，脉弦滑或数，一般较为有力。多见于初发高血压者。更年期的妇女发生高血压除有冲任失调的表现外，还可以伴有肝阳上亢的表现。肝阳上亢以选曲池、行间为主，每天按压 1 ~ 2 次，每次 3 ~ 5 分钟，有皮肤破损者不宜进行。

22 了解冲任失调高血压的穴位治疗

冲任失调的高血压患者常见于妇女更年期前后，男性偶有类似表现，主要是烘热升火，面红汗出，心烦寐差，舌质淡红，脉细数。如果伴有便秘、目涩则等多有阴虚阳亢证，常以三阴交及合谷穴为主，每天按压 1 ~ 2 次，每次 3 ~ 5 分钟，有皮肤破损者不宜进行。

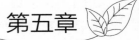

第五章

高血压患者怎么吃

引言　　在本章，您将了解食物的四气（寒、凉、温、热）以及五味（辛、甘、苦、酸、咸），学会判断食物的寒热温凉，从而根据自己的身体状况来选择合适的食物。

　　我国是一个讲究美食文化的国度，早在春秋战国时期的《礼记·礼运》说："饮食男女，人之大欲存焉"。孟子也说："食色，性也"，孔子在《论语·乡党》说："斋必变食，居必迁坐。食不厌精，脍不厌细"。由此可见，饮食是人生两件大事之一。

　　对于健康人来说，或许不太在意怎么吃，但得病后就会琢磨了，高血压患者应该怎么吃呢？本书怎么吃的话题就从中国健康饮食文化入手，吃出快乐，吃出健康。

1 吃的作用

　　饮食中有"水谷精微"为后天之本，可以通过胃的腐熟、肠的泌清别浊，脾气散精，肺气功能转化为气血，为人的生命活动提供物质基础。在生病以后的康复过程中也起主要的作用，因为"毒药"攻病，常易伤正，所以《素问·五常政大论篇》对指出："大毒治病，十去其六……谷肉果菜，食养尽之，无使过之，伤其正也"。也就是说疾病的最后康复是需要通过饮食来达到的。所以说无论是"无病养生""有病治疗"，还是"病后康复"，饮食都是很重要的。

 食物分类

食物按来源可以分为动物性食物和植物性食物，根据营养成分又可分为蛋白质类食物、脂肪类食物及碳水化合物类食物等。食物的分类方法很多，在这里介绍一个大家都不太重视的分类，就是把食物分为主食与辅食，就像一张方子要讲究君臣佐使一样。有些食物是适合为君，有些适合为臣，有些仅为佐使之职而已。

高血压患者饮食原则

（1）**控制能量的摄入**：提倡吃复合糖类，如淀粉、玉米；少吃葡萄糖、果糖及蔗糖，这类糖属于单糖，易引起血脂升高。

（2）**限制脂肪的摄入**：烹调时，选用植物油。可多吃海鱼，海鱼含有不饱和脂肪酸，能使胆固醇氧化，从而降低血浆胆固醇，还可延长血小板的凝聚，抑制血栓形成，防止中风；海鱼还含有较多的亚油酸，对增加微血管的弹性，防止血管破裂以及高血压并发症有一定的作用。

（3）**适量摄入蛋白质**：高血压患者每日蛋白质的量为每千克体重 1g 为宜。每周吃 2～3 次鱼类蛋白质，可改善血管弹性和通透性，增加尿钠排出，从而降低血压。如高血压合并肾功能不全时，应限制蛋白质的摄入。

（4）**多吃富含钾、钙而含钠低的食品**：如土豆、茄子、海带、莴笋。含钙高的食品：牛奶、酸牛奶、虾皮。少吃肉汤类，因为肉汤中含氮浸出物增加，能够促进体内尿酸增加，加重心、肝、肾脏的负担。

（5）**限制盐的摄入量**：食盐摄入量应每日不超过 6 克，即普通啤酒盖去掉胶垫后，一平盖食盐约为 6g。这里的食盐量包括烹调用盐及其他食物中所含钠折合成食盐的总量。适当减少钠盐的摄入有助于降低血压，减少体内的钠水潴留。

（6）**多吃新鲜蔬菜、水果**：每天吃新鲜蔬菜不少于 500 克，水果100 ～ 200 克。

（7）**适当增加海产品摄入**：如海带、紫菜、海产鱼等。

 药物的君臣佐使与食物的君臣佐使

君臣佐使最早见于《神农本草经》："上药一百二十种为君，主养命；中药一百二十种为臣，主养性；下药一百二十种为佐使，主治病；用药须合君臣佐使。"这段话讲明两个道理，第一个道理是：有的药物适合为君，有的药物适合为臣，有的适合为佐使；第二个道理是：药物组成的方剂合乎君臣佐使四象结构。食物也是一样，我们可以根据食物中所含水谷精微的不同以及对人体生命活动的作用不同，归纳到君臣佐使四大类中。

食物中的君是指提供生命活动最基本的需要，即能量，碳水化合物是提供能量的最好食物，因此，以提供能量为主的食物可以分类到君类中，主要有五谷如米、面等；其次是提供身体新陈代谢及修复所需的蛋白质的食物，因此各种肉类食物、蛋、奶等都可以归到臣类；佐使是配合君臣发挥作用的，那就应该是提供维生素、植物纤维、矿物质等为主的食物。

食物的寒热温凉

寒热温凉又叫四气，是目前中药药性理论之一。其实在古代，药食常常同理，也常用来描述食物的性质，在《本草纲目》中就有很多对食物的寒热温凉的描述。后面我们介绍具体食物时会讲到的。

寒凉：是食用该食物后会产生寒凉的感觉或反应，如冰是寒的，苦瓜是寒凉的，淡水鱼大多也是寒凉的，吃冰棍多了胃痛等，寒和凉只是程度的差异而已。寒凉的食物可以清热去火，可以养阴。

温热：是指食用该食物后会产生温热的感觉或反应，如食用辣椒会觉得胃中热乎乎的，几天后大便完了，肛门也热热的；吃完生姜也是身上热热的。温与热只是程度的差异而已。温热的食物可以散寒，可以温里，可以温阳或补阳。

 食物五味

辛甘苦酸咸是古人对食物的认识，起初只是直接与味觉挂钩，后来随着实践经验的积累，结合食用后对身体的作用，深化了对食物与药物辛甘苦酸咸的认识，总结出相应规律。除上述五味外，有时还有淡和涩两味，不过一般情况下只说五味，而淡附属于咸，涩附属于酸。

《内经》认为，辛散、酸收、甘缓、苦坚、咸软，这是关于五味所代表的药物作用最早的总结和概括。经后世医家不断补充和发展，五味所代表的药物作用及主治病证日臻完善。

7 五味归五脏与五味功效

辛味、甘味均属阳，酸味、苦味及咸味均属阴。所归脏腑及作用分别如下：

辛味，入肺经。能散能行，有发散解表、行气行血的作用。

甘味，入脾经。能补能和能缓，有滋补和中、缓急止痛的作用。

酸味，入肝经。能收能涩，有收敛固涩的作用。

苦味，入心经。能泄能燥能坚，有清火、降逆、通便等作用。

咸味，入肾经。能下能软，有泻下通便、软坚散结的作用。

五味之外，还有淡味及涩味。淡味能渗能利，有渗湿利小便的作用；涩味与酸味药作用相似，也有收敛固涩的作用。

8 有益于降低血压的食物

大致概括起来，有这么几类。

（1）**叶菜类**：芹菜、茼蒿、韭菜、黄花菜、荠菜、菠菜等、荷叶。

（2）**根茎类**：茭白、芦笋、萝卜、胡萝卜、荸荠、山药、百合、生姜。

（3）**瓜果、水果类**：西瓜、冬瓜、西红柿、山楂、柠檬、香蕉、红枣、桑葚、茄子、杨梅。

（4）**花、种子、坚果类**：芝麻、豌豆、蚕豆、绿豆、玉米、荞麦、花生、西瓜籽、核桃、葵子籽、小麦。

（5）**水产类**：海带、紫菜、海蜇、海参、鲍鱼、虾皮、银鱼。

（6）**其他**：牛奶（脱脂）、食醋、豆制品、黑木耳、白木耳、香菇。

9 阴虚阳亢患者的食物选择

这类患者多有头晕、烦躁便秘、口苦等，往往阳亢为主，阴虚为次。首先要考虑选择有清热去火作用的食物，如芹菜、白萝卜、菠菜、空心菜、苦瓜等，既可降压，又能通便。如果确有阴虚明显，可以加百合、山药、黑芝麻以养阴。

10 冲任失调患者的食物选择

这类患者多有烦躁汗出，烘热面红，伴有头晕、睡眠不好，与妇女内分泌失调有关。首先要考虑选择有养血调经的食物，如当归生姜羊肉汤、莲子乌鸡汤、山药粥等，可适当加清热去火的食物如白萝卜等，饮用莲子心茶、杭白菊茶，既可降压，又能调经，大麦茶可以养心安神，有助于缓解更年期的心烦症状。如果确有阴虚明显，也可以加百合、山药、黑芝麻以养阴调经。

11 芹菜

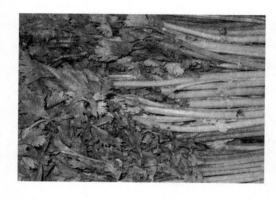

芹菜，有水芹、旱芹两种，药用以旱芹为佳。旱芹因有较浓香气，又称"香芹"。

《本草推陈》说：芹菜"治肝阳头痛，面红目赤，头重脚轻，步行飘摇等症。"芹菜：味甘、辛；归肺、胃、肝经；功能清热除烦，平肝，利水消肿，凉血止血。归纳起来有两大作用，一是平肝降压，二是润肠通便。对防治高血压、动脉硬化等有益。

食用方法有：做馅类（饺子、烙饼），凉拌类（凉拌，蔬菜沙拉），榨汁类（鲜榨芹菜苹果汁，芹菜生菜汁），炒菜类（芹菜鸡蛋饼，芹菜炒肉丝，芹菜清炒山药，剁椒芹菜，芹菜牛肉，芹菜炒鸡肉，芹菜炒豆干，芹菜炒鸡蛋）。

12 海带

海带味咸，性寒；归肝、胃、肾经；具有软坚散结、消痰利水的功效；有降压降脂的作用，对高血压患者及高脂血症患者有益。

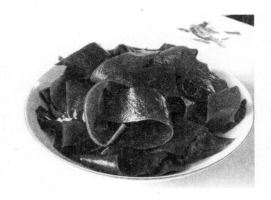

海带食用方法有：汤类（海带猪蹄汤，海带牛尾汤等），凉拌类（凉拌海带丝，海带泡菜），炖炒类（海带结红烧肉，海带炖牛肉，清炒海带丝等）。

13 白萝卜

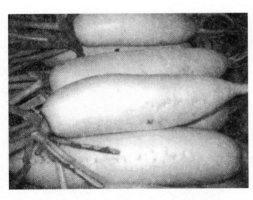

白萝卜，是我国居民冬季的主要蔬菜。谚语素有"冬吃萝卜，夏吃姜"的说法。性甘平辛，归肺脾经，具有下气、消食、除疾润肺、解毒生津、利尿通便的功效。主治肺痿、肺热、便秘、吐血、气胀、食滞、消化不良、痰多、大小便不通畅、酒精中毒等，对阳热偏胜的高血压有辅助治疗作用。

萝卜的食用方法非常多，如炒菜类（清炒萝卜丝，萝卜炒肉片），炖菜类（萝卜炖排骨，萝卜炖羊肉，萝卜炖羊蝎子），烧菜类（萝卜烧鱼，萝卜红烧肉，大块烧萝卜，水煮萝卜等）。

14 菠菜

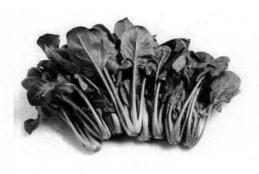

菠菜味甘、辛，性凉。归胃经。具有补血止血、利五脏、通血脉、止渴润肠、滋阴平肝、助消化等作用。主治高血压、头痛、目眩、风火赤眼、便秘等病症。有习惯性便秘、痔疮、便血、高血压病、糖尿病、贫血患者食用有益。

15 冬瓜

冬瓜，味甘、淡，性微寒。归肺、大肠、小肠、膀胱经。具有清热解毒、利水消痰、除烦止渴、祛湿解暑等功效。可改善心胸烦热、小便不利等症状。临床常用冬瓜皮于治疗高血压的处方中。食用方法有红烧冬瓜、冬瓜排骨汤、清炒冬瓜、虾仁炒冬瓜等。

16 番茄

别名西红柿、洋柿子。果实营养丰富，具特殊风味。味甘、酸，性凉、微寒。归肝、胃、肺经。具有生津止渴、健胃消食、清热解毒、凉血平肝、补血养血和增进食欲的功效。可改善热病烦渴、胃热口渴、舌干、目昏眼干、牙龈出血等症状。

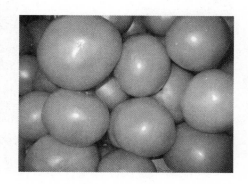

17 薯蓣

通称山药。古怀庆府（今河南省焦作市境内）所产的山药是四大怀药（怀山药、怀牛膝、怀地黄、怀菊花）之一。山药一般在霜降前后收获，块根含淀粉和蛋白质，是冬令应季之菜，可主食，可蔬菜，亦可甜点。

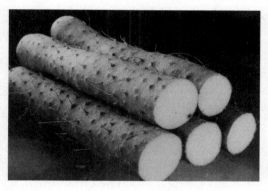

味甘、性平，一味入三经即入肺经、脾经、肾经；具有健脾补肺、益胃补肾、固肾益精、聪耳明目的作用。对高血压合并糖尿病有益，可以适当食用。更年期女性有高血压者，可与芹菜用炒食用。

18 山楂

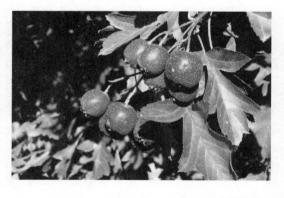

又名山里红，核果类水果，核质硬，果肉薄，味微酸涩。产于黑龙江、吉林、辽宁、内蒙古等地。果可生吃或做果酱果糕，干制后入药，是中国特有的药果兼用树种。

味酸、甘，性微温。归脾、胃、肝经。功能消食化积，活血降压。也有抗动脉硬化、降血脂的作用，既降血压，又控制与高血压相关的高血脂。多食则易伤胃。

19 大枣

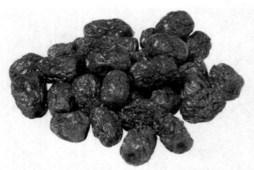

起源于中国，在中国已有八千多年的种植历史，自古以来就被列为"五果"（栗、桃、李、杏、枣）之一。

味甘，性温。归脾、胃经。补中益气，养血安神，益气生津，调营卫，缓和药性。用于脾胃虚弱，血虚，气血津液不足，营卫不和，心悸怔忡，妇女脏躁。根据笔者本人的食用体会，食用大枣过多有两个反应，一是咽痒咳嗽，二是稀便。

20 桑葚

桑葚又叫桑果、桑枣，鲜果味甜汁多，是人们常食的水果之一。每年4～6月为果实成熟采收期，采后洗净晒干或略蒸后晒干食用。成熟的桑葚质油润，酸甜适口，以个大、肉厚、色紫红、糖分足者为佳。

味甘，性寒。归肝、肾经。滋阴补血，生津止渴，润肠燥。用于阴血不足而致的头晕目眩、耳鸣心悸、烦躁失眠、腰膝酸软、须发早白、消渴口干、大便干结等症。可制成桑葚膏，浸制桑葚酒。

21 黑芝麻

黑芝麻的主要成分为大量的脂肪，还有蛋白质、糖类、维生素 A、维生素 E 等营养成分。可以制成各种美味的食品，营养价值十分丰富，亦可药用。

黑芝麻味甘，性平。归肝、肾、大肠经。具有补益肝肾、养血益精、润肠通便的作用。还有乌发作用，常在乌发膏方中使用。

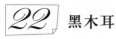 黑木耳

味甘，性平。归胃、大肠经。具有益气润肺、补脑强志、凉血止血等功效。对于气虚所致腹泻、崩漏、尿血、牙龈肿痛等有一定的改善作用。可炒熟后凉拌，也可炒菜。

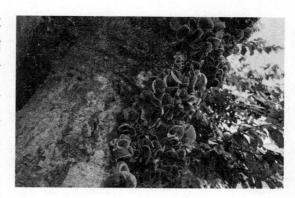

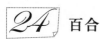 玉米

玉米是我国第一大粮食产品。

味甘，性平。归肝、胆、膀胱经。具有调中健胃、利尿等功效。对于脾胃不健所致食欲不振、饮食减少、小便不利、水肿等症状有辅助改善作用。玉米须有利尿降压作用，可辅助治疗高血压伴有水肿、小便不利者。

24 百合

百合味甘，性微寒。归心、肺经。养阴润肺，清心安神。用于阴虚久咳，痰中带血，虚烦惊悸，失眠多梦，精神恍惚。可为粥，亦可与西芹同炒，单用百合100克煮水代茶饮可消烦渴。

25 香蕉

香蕉富含钾。

味甘、涩，性寒。归肺、脾经。具有清热解毒、利水消肿的作用。可改善口干烦躁、咽干喉痛、大便干燥等症状。

26 菊花

为菊科菊属多年生草本植物，品种众多，既是观赏花卉，也是药物植物，居民常用菊花为茶料，以供不能饮茶者食用。除此之外还有药理作用。

味苦，性平。归肺、肝经。具有散风清热、平肝明目的作用。可缓解风热感冒、头痛眩晕、目赤肿痛、眼目昏花等不适症状。

27 荷叶

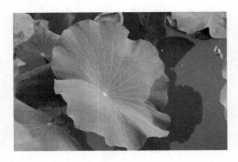

荷叶味苦，性平。归心、肝、脾经。具有清热解暑、升发清阳、凉血止血作用。据称可助减肥，消脂，降压。夏天用新鲜荷叶煲粥，味道清香，祛暑开胃。荷叶粉蒸肉、叫花鸡都是美食。

医患互动，共同对付高血压

在本章，您将亲身体验医生是怎么治疗高血压的，让高血压的治疗不再神秘。比如，医生通过哪些步骤来确定高血压的诊断与治疗方案，什么时候需要调整。

人的一生是过日子，有了疾病更要好好地过日子。那么，高血压患者如何就医，把平淡的日子过好呢？这就是我们要学习的内容。

1 医生会对初诊高血压患者做的事

看过高血压专科门诊的患者都有体会，大夫问得特别细，什么都问，连怎么吃、活动多少都会过问？这就是专科诊治的优势。作为高血压专科医师，他要了解您得高血压的相关情况，例如：

（1）如是否有小便不正常，是否有过浮肿或水肿，以排除肾实质病变引起的高血压。

（2）通过了解您的饮食习惯，以及食盐过多后的相关情况，初步推测您是否有盐敏感型高血压。

（3）通过了解生活习惯，如活动量、吸烟、饮酒、蔬菜食用量，看这些生活习惯是否是导致您高血压的因素。

（4）询问您的直系亲属的患病情况，了解您的血压高与家族遗传是否有关系。

（5）询问过去的治疗用药情况及用药后的血压变化，了解您对治疗的反应，哪些药物不适合于您以及您是否用了影响血压的药物。

（6）根据您的年龄、性别、月经、生育等个人生活史，了解是否有内分泌疾病引起的高血压。

② 医生为评价您的病情，在初诊时会做的检查

对医生来说，血压测量不是难事，难事是对高血压做出病因诊断，因为 90% 以上的高血压患者找不到发病原因，能找到的是一些这样或那样的可能因素。因此，在了解病史以后还要做一系列的检查以完成对您的病情评价，只有对病情进行正确评价后，制定的治疗方案才是更可靠和有价值的，不要认为检查不重要。

最基本的检查包括常规的血、尿检查，心电图检查，其他还有一些针对肝肾功能的检查。医生会根据每个人的情况开具相应的检查。

③ 医生决定高血压治疗方案的基本过程

对于高血压专科医师来说，首先会按照我国专业团体制定的高血压指南来进行临床诊断，其中对高血压患者的诊断与治疗就包括了几个环节：

（1）收集病史资料。

（2）评价高血压患者发生心脑血管疾病的风险：主要依据是血压

水平、危险因素（如吸烟、饮酒、活动量、蔬菜食用量、钠盐摄入量、工作压力、性别、年龄等）、体格检查及理化检查（对重要脏器如心、脑、肾、血管、眼底等）的结果进行综合判断，所以说这是一项复杂工程。

（3）制定恰当的治疗方案，无论采用或不采用降压药物，专科医生都会要求您做好非药物疗法（详见第二章）。

（4）对于初发低危的高血压患者，医生会让您采用非药物疗法1～3个月，如果有效，会继续鼓励您坚持，无效则会从小剂量开始进行药物降压治疗。

 4 重视非药物疗法的作用

由于高血压是一种"生活方式病"，认真改变不良生活方式，限盐、限酒、控制体重，有利于预防和控制高血压，起到事半功倍的作用，这就是非药物疗法的理论基础。

非药物治疗是采用不服用药物的方法进行治疗，主要是通过日常生活的调整来达到治疗目的，具体包括合理膳食、控制体重、加强并保持适当的体力活动、保持乐观心态等。非药物治疗是药物治疗的基础，所有高血压患者都应坚持非药物治疗。

 5 治疗方案随季节进行调整

季节会影响血压的变动，老年人更是如此。夏季血压会轻度降低，冬季血压明显升高，一般冬季血压要比夏季高12.0/6.0mmHg。这主要是由于气温的影响，夏季皮肤血管扩张，冬季皮肤血管收缩，一般情况下，气温每降低1℃，收缩压升高1.3mmHg，舒张压升高0.6mmHg。

因此，医生会要求您在季节变化阶段加强血压监测，如果出现血压下降或上升过多，会对您的治疗方案进行调整；如果是服用降压药物，会要求您减少用量或加量。

6 根据不同种族、地域选择降压治疗方案

高血压存在一定的地域差异。流行病学调查，我国高纬度寒冷地区高血压患病率高于低纬度温暖地区，即从南方到北方，高血压患病率呈递增现象，可能与北方气候寒冷以及食盐摄入量高有关；另外，不同民族之间患病率也有差异，藏族、蒙古族、朝鲜族的患病率高，而苗族、壮族、彝族的患病率低，可能与地理环境、生活方式有关。

在美国这样的多民族国家，黑人与白种人的降压治疗方案是不一样的，但是在中国有关种族人群对降压药的敏感性研究不足，尚没有此方面的资料。根据新疆维吾尔自治区中医院研究，在新疆地区西北燥证比较明显，所以在当地养阴药的使用受到重视。

7 昼夜血压变化与服药时间

人的血压一天中不是一成不变的，昼夜节律及生理波动有一定的规律，正常者血压白昼升高，夜间下降，但是高血压患者的血压昼夜变化规律就要复杂得多。根据发病原因，有的人午后至傍晚这段时间内的血压较高，而有的人上午血压可能很高，甚至比午后的血压还高。此外，血压在一日内变动的程度，还与高血压的严重程度有关。

根据血压的昼夜变化规律，可将 24 小时血压监测的图表分为杓型血压与非杓型血压，一般高血压患者杓型血压规律改变，常表现为非杓型血压。另外，一般规律是早晨血压及傍晚血压较高，因此服用一次降压药的应在早晨起床后，两次降压药的第二次在傍晚时间。

8 根据血压变化规律与辨证使用中西药物

一天当中阴阳随时辰而变化，一般而言，夜半一阳生，午间一阴生，卯时、申时阴阳平均。如果是偏于阴邪为病或阳气不足，则不能制阴而表现为夜间血压最高，阴阳平衡失调，则在卯时、申时出现两个血压高峰，阴虚或阳明气分热盛则在下午日晡时分出现血压升高。所以，清热平肝的药早上、上午服为宜，养阴安神的药下午晚上服为宜。减慢心率、利尿的降压西药在早上服用。

9 根据年龄选择不同的降压方案

人的一生中血压的数值并非一成不变，高血压的患病率随着年龄的增长而升高，年龄增大，血压逐渐增高，收缩压的升高比舒张压的升高显著，血管壁弹性减小脉压差增大。血压增高的幅度男性高于女性，但更年期后，男女之间的患病比率逐渐减小。

大致来看，60 岁以上的老年人血压升高以收缩压升高为主，压差往往较大；而 30 岁以下的年轻人高血压以舒张压升高为主，压差往往较小。这些变化与不同年龄阶段、不同机制发挥作用有关。而用药方案，根据中国高血压指南，建议老年人特别是老年单纯收缩期高血压者，要用利尿剂及钙拮抗剂。

从中医来看，老年人以虚证居多，实证主要有血瘀、痰浊中阻。中青年人以阴虚阳亢居多，常伴有痰浊湿阻，心火亢盛。

老年人与中青年人的降压目标也不同，现有的指南认为老年人血压控制在 150/90mmHg 以下就可以，不必追求更低的血压，而中青年应控制在 140/90mmHg 以下。

10 肥胖、饮食习惯与降压治疗方案

研究表明，肥胖者患高血压的概率比正常人高 2～4 倍。饮食习惯与高血压的发病也有一定关系。经常进食肉类食品的人高血压患病率较高，食盐量过多易引发高血压。饮食结构影响血液的黏度以及血液总量，血液黏度增加则血液自身阻力增大，从而升高血压。

胖瘦不同，饮食习惯不同，降压治疗方案也就不同。比如，胖子及饮食偏咸的人常需要用利尿剂，中医也认为胖人多痰湿，多气虚，因此，益气健脾利湿化浊法常用于胖子。而咸可以伤肾，故高血压患者不宜过咸饮食。

11 不同工作性质对降压治疗方案的影响

不同职业人员，高血压的患病率有很大差别。有关资料显示，脑力劳动为主者患病率达 7.78%，体力劳动为主者为 4.68%，而从事精神紧张度过高的职业如司机、售票员，其高血压患病率高达 11.3%。产生这种差别的原因在于神经系统的紧张度不同，为适应紧张状态下身体的需求，血压增高，长期如此会出现适应现象，从而提升基础血压。

因此，需要根据不同的工作性质制定不同的非药物疗法作为基础治疗。如体力劳动人群不能将增加体力活动作为主要非药物治疗方案，工作压力过高的人要以自我调整紧张状态以减压作为基础治疗之一。

在选择降压药方面，也要考虑患者的职业。如，驾驶员不能选择有影响中枢神经系统觉醒的药物；体育运动员不能选择含利尿剂及 β 受体阻滞剂类降压药，否则为被认为服用违禁药物。

12 睡眠打鼾与高血压治疗方案

睡觉打鼾是生活中很常见的现象，大家一般都对此习以为常。但其实，打鼾是一种病。打鼾人群中有一部分人患有睡眠呼吸暂停综合征，表现为睡眠中出现频发的呼吸暂停，持续出现的呼吸暂停可以导致患者身体内缺氧，身体内缺氧和二氧化碳潴留会导致肺动脉高压，严重时还会引起右心衰竭。因此，对于高血压患者，如果睡眠中打鼾，并且伴有睡眠中呼吸暂停，身体较肥胖，颈部短粗，早晨起床后总感觉睡不醒，白天疲劳，犯困等情况，应高度怀疑高血压和睡眠打鼾的关联性。

对于此类患者，医生会要求进行相关疾病的治疗。另外，此类患者不宜选择有使鼻黏膜充血、加重打鼾的药物如含利血平的制剂。

13 有生育计划的人高血压治疗方案

如今，人们对用药与生育安全问题给予高度的重视。美国根据对胎儿影响不同，将降压药物对妊娠的影响分为 A、B、C、D、E 级：

A 类：对照研究显示无害。已证实此类药物对人胎儿无不良影响，是最安全的。

B 类：对人类无危害证据。动物实验对胎畜有害，但在人类未证实对胎儿有害，或动物实验对胎畜无害，但在人类尚无充分研究。

C 类：不能除外危害性。动物实验可能对胎畜有害或缺乏研究，在人类尚缺乏有关研究，但对孕妇的益处大于对胎儿的危害。

D 类：对胎儿有危害。市场调查或研究证实对胎儿有害，但对孕妇的益处超过对胎儿的危害。

X 类：妊娠期禁用。在人类或动物研究，或市场调查均显示对胎儿危害程度超过了对孕妇的益处，属妊娠期禁用药。

如果标注为 C 类以下的一般情况下不使用，除非孕妇治疗需要，无其他药可用时应用。B 级以上可以用。目前相对安全的西药有拉贝洛尔、硝苯地平。

 保持大便通畅对高血压治疗的重要性

因便秘而发作高血压甚至心脑血管病发作的现象不少见。大便时因腹压升高而造成血压上升，医师对此都十分重视，要求高血压患者排便通畅，避免使用影响排便的药物，同时要求高血压的人多吃含纤维多的食物如蔬菜，如果还不能解决，则需要使用促排便药物。

 高血压患者运动的注意事项

一般注意事项：①根据个人身体素质情况，采取循序渐进的方式来增加活动量；②注意周围环境气候的变化，夏天避免暴晒，冬天注意保暖，防中风；③穿着舒适吸汗的衣服、便于运动的鞋子；④选择安全场所；⑤进行运动时，切勿空腹，以免发生低血糖。应在饭后 2 小时运动。

不宜运动的情况：①生病或不舒服时应停止运动；②饥饿时或饭后 1 小时内不宜做运动；③运动中不可立即停止，要遵守运动程序的步骤；④运动中有任何不适现象，应即停止。

 高血压患者用阿司匹林的时机

阿司匹林是心血管常用药。根据笔者的临床经验，高血压患者常用阿司匹林是有条件的，即高血压患者的评估风险在中危或以上，同时血压已经基本控制，发生脑出血的风险低时应该用；如果有严重胃病，或过去有胃出血的人不宜用。此时可以交替选择使用一些成分相对简单的活血化瘀的中成药。

 高血压合并糖尿病的降压治疗

高血压和糖尿病是"难兄难弟"，因此，两病同时或先后出现的情况比比皆是，在治疗上要综合考虑两病的互相影响。

制定降压方案时要选择对血糖代谢没有明显影响的药物，也要尽可能避免使用会掩盖低血糖反应表现的药物，如 β 受体阻滞剂。而糖尿病的治疗则是要适度降糖，避免出现低血糖或隐性低血糖反应。过去认为糖尿病合并高血压应降压到 130/80mmHg 以下的目标，目前已经纠正为 140/90mmHg 以下。

 高血压合并冠心病的降压治疗方案

高血压合并冠心病是常见现象，治疗方面要注意降压药物对心绞痛发作的影响。因为冠状动脉狭窄，对血压变化更为敏感，灌注压下降过多时可以诱发心绞痛，甚至心肌梗死。因此，现在已经明确诊断或有冠心病可能的人，要注意降压治疗的心绞痛变化，如果出现心绞痛发作次数增多或加重，血压下降增多，必须及时就诊，调整治疗方案。也不能用含服硝苯地平来作为降压临时用药。

19 **高血压合并肾脏病的降压治疗**

肾脏病可以引起高血压，高血压也可以造成肾脏损害。对于肾脏病氮质血症期，血压不能降得过低，过低的血压会影响肾小球的滤过功能，故需要定期监测血压与肾脏功能。有肾动脉疾病引起的肾动脉狭窄不宜用普利类及沙坦类降压药，因此，临床医生常会根据患者的情况选择进行肾动脉彩检查以除外肾动脉狭窄。肾功能不全，不建议普利类及沙坦类降压药同用，只有在有透析作为基本治疗措施，而血压又不能控制的情况下可以使用。

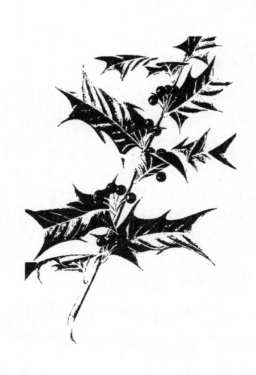

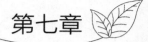

第七章

了解、监测与预防降压药的
副作用

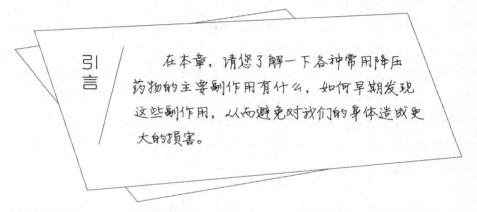

引言　在本章，请您了解一下各种常用降压药物的主要副作用有什么，如何早期发现这些副作用，从而避免对我们的身体造成更大的损害。

　　降压是硬道理，对大多数高血压患者来说，吃药可能是无法避免的。现在大家都对药物副作用的危害性有所认识，因而心存顾虑，但又不能不用降压药，怎么办？了解所服药物的副作用，并在服药过程中加强对有关的药物副作用的监测，及时发现，及时调整治疗方案，就是不二之选。

1 了解药物副作用的途径

　　药物副作用，其专业术语是药物不良反应。了解药物副作用的最好方法是仔细阅读药品说明书。中外药物说明书的书写风格过去有很大的不同，国外药品说明书上副作用描述非常详细，还有发生率是多少的描述，而国内有些说明书常说副作用不详，或未报道副作用等。不过现在经国家食品与药品监督管理局的不断规范，国内药品的说明书也日益接近国外药品的说明书风格了。读说明书重点看有什么禁忌，其次是发生频率较高的副作用，如果想找一个没有任何副作用的降压药物，目前已经不可能了。

2 常用降压药物分类

临床中最常用的降压药可分为以下五类：钙通道阻滞剂（CCB 又称地平类及非地平类）、血管紧张素转换酶抑制剂（ACEI，又称普利类）、血管紧张素 II 受体拮抗剂（ARB，又称沙坦类）、β 受体阻滞剂（又称洛尔类）、利尿剂，目前还有由上述药物组成的固定配比复方制剂。α 受体阻滞剂或其他种类降压药（如：中枢性降压药、复方降压制剂）有时亦可应用于某些高血压人群。不过，根据最新 JNC-8 的《高血压防治指南》，建议将 β 受体阻滞剂剔除，将传统的五类降压药变为四类。

3 钙拮抗剂（CCB）的分类与特点

此类降压药包括二氢吡啶类、非二氢吡啶类钙拮抗剂两类，其中二氢吡啶类 CCB 就是常说的"地平"类，比较常用的有硝苯地平缓释片、硝苯地平控释剂、非洛地平缓释片、尼卡地平、尼群地平、氨氯地平、拉西地平、乐卡地平等；它对血糖、血脂代谢和电解质没有不良影响，且在降压的同时，不降低重要两器官（肝肾）的血液供应，对血脂、血糖的代谢没有影响，起效迅速、强力，降压疗效和降压幅度较强，疗效与剂量成正比，疗效的个体差异较小，与其他类型降压药联合治疗有增强作用。此外，长期使用有抗动脉粥样硬化作用。

非二氢吡啶类 CCB 比较常见的有维拉帕米及其缓释剂、地尔硫䓬等。此类降压药在降压的同时降低心率，同时治疗心动过速。

钙拮抗剂（CCB）的适用人群

二氢吡啶类 CCB 应用广泛，我国高血压患者疗效较好，二氢吡啶类 CCB 可与其他四类药联合应用，尤其适用于老年高血压、单纯收缩期高血压以及伴稳定性心绞痛、冠状动脉或颈动脉粥样硬化及周围血管病患者。

非二氢吡啶类 CCB，也可用于降压治疗，特别适合于高血压伴有心动过速的治疗。

 钙拮抗剂的副作用及注意事项

地平类钙拮抗剂的主要副作用是心跳加快、面部潮红、胫前及踝部水肿；其次是牙龈增生，曾见患者用地平类后反复进行牙龈刮治治疗。

非地平类钙拮抗剂的主要副作用是造成心跳过慢，传导阻滞，所以需要测量心率与进行心电图检查。如果心脏功能太差，用后可加重心力衰竭，也有个别人用药后出现牙龈增生。

 钙拮抗剂的禁忌证

地平类钙拮抗剂没有绝对禁忌证，但心动过速与心力衰竭患者应慎用。急性冠状动脉综合征患者一般不推荐使用短效硝苯地平。非地平类钙拮抗剂，在 II 至 III 度房室传导阻滞、心力衰竭患者，禁忌使用。在使用此类钙抗剂前应详细询问病史，进行心电图检查，并在用药2～6周内复查。

 普利类降压药的特点与适用人群

常用的有卡托普利、依那普利、贝那普利、培哚普利、福辛普利、

77

赖诺普利、雷米普利、西拉普利等，且每种药物的疗效和不良反应都相仿，除卡托普利外，大多数作用时间持续较长，可每日服用一次。

这类药物对血脂和血糖的代谢没有影响，对肾脏功能有保护作用，是高血压合并心力衰竭和糖尿病理想的首选降压药。适合于伴慢性心力衰竭、心肌梗死后伴心功能不全、心房颤动预防、糖尿病肾病、非糖尿病肾病、代谢综合征、蛋白尿或微量白蛋白尿患者。

 普利类降压药的副作用及禁忌证

咳嗽是这类药物最常见的副作用，发生率为 10% ~ 20%。表现为咽痒干咳，往往夜间较重，呈持续性干咳，阵发性发作，症状较轻者可坚持服药，如果咳嗽较重，不能耐受，必须停用。头晕也常见。其他少见的不良反应有血压过低、皮疹、血管神经性水肿、味觉障碍、高钾血症、白细胞减少、低血糖等。

双侧肾动脉狭窄、高钾血症及妊娠妇女不能用此类药物。对严重肾功能减退患者慎用或不用。所以此类药物用药前需要排除以上疾病及生理情况。

 沙坦类降压药物特点与适应证

这是较新的一类降压药，临床常用的有氯沙坦、缬沙坦、厄贝沙坦、替米沙坦、奥美沙坦、坎地沙坦等。这类药物起效缓慢，但持久而平稳，在 6 ~ 8 周达最大作用，作用持续时间达 24 小时以上。同时控制盐摄入，或与利尿剂共用可使疗效明显增强。适用于高血压伴左心室肥厚、心力衰竭、心房颤动预防、糖尿病肾病、冠心病、代谢综合征、微量白蛋白尿或蛋白尿患者，以及不能耐受普利类降压药的患者。

沙坦类降压药的副作用及禁忌证

不良反应少见，偶有腹泻，长期应用可升高血钾，应注意监测血钾及肌酐水平变化，也有部分药物可以引起肌痛。双侧肾动脉狭窄、妊娠妇女、高钾血症者禁用，用药前也要排除以上疾病及生理情况。

 β 受体阻滞剂的特点与适用人群

简称为"洛尔"类，比较常用的有普萘洛尔、美托洛尔、阿替洛尔、倍他洛尔、比索洛尔、卡维洛尔、拉贝洛尔等。

这类药物的特点是：起效较为迅速、作用强，特别适合于快心率的中青年患者，高血压合并心绞痛患者，高血压合并心律失常（早搏）的患者，对老年高血压疗效较差。其中拉贝洛尔常用于需妊娠的生育期女性高血压患者。

 β 受体阻滞剂的副作用与禁忌证

常见副作用有疲乏、肢体冷感、激动不安、胃肠不适等，还可能影响糖、脂代谢。β 受体阻滞剂都能导致心动过缓，诱发支气管哮喘，影响血糖、血脂代谢，且能掩盖低血糖的临床征象。如大剂量使用还会诱发急性心力衰竭。因此，Ⅱ至Ⅲ度心脏传导阻滞、哮喘患者禁用。慢性阻塞型肺病、运动员、周围血管病或糖耐量异常者慎用。糖脂代谢异常时一般不首选受体阻滞剂，必要时也可慎重选用高选择性 β 受体阻滞剂。长期应用者突然停药可发生反跳现象，即原有的症状加重或出现新的表现，较常见有血压反跳性升高，伴头痛、焦虑等，称之为撤药综合征。

利尿剂的分类与作用特点

此类降压药包括噻嗪类利尿剂、保钾利尿剂、醛固酮受体拮抗剂、襻利尿剂四类，其中常用的是前三类。利尿剂降压起效较为平稳、缓慢，持续时间较长、作用持久，服药 2 ~ 3 天后作用达高峰。适用于轻、中度高血压，对盐敏性高血压、合并肥胖或糖尿病、更年期女性和老年人有较强的降压效果。此外，能增强其他降压药的疗效。可以与钙拮抗剂、普利类及沙坦类药物联合使用。

 噻嗪类利尿剂

噻嗪类利尿剂，美国常用氯噻酮，中国常用氢氯噻嗪和吲哒帕胺，其中氢氯噻嗪主要通过利钠排尿、降低高血容量负荷发挥降压作用。小剂量氢氯噻嗪（6.25 ~ 25mg）对代谢影响很小，与其他降压药（尤其 ACEI 或 ARB）合用可显著增加后者的降压作用，尤其适用于老年和高龄老年高血压、单纯收缩期高血压或伴心力衰竭患者，难治性高血压常须使用作为基础药物之一。

15 **噻嗪类利尿剂的副作用**

不良反应与剂量密切相关，常见的有低钾血症、高钙血症、高血糖和高脂血症等。另外，对肾功能减退的患者也有不利影响，可引起血尿素氮和肌酐的增高，所以对高尿酸血症以及明显肾功能不全者慎用，后者如需使用利尿剂，应使用襻利尿剂，如呋塞米等。而吲哒帕胺，长期服用可致低钾血症，偶可致高尿酸血症，而对血钙、血糖和血脂则无影响。醛固酮增多症使用后可造成明显低血钾。

16 具有保钾作用的利尿剂

保钾利尿剂（阿米洛利），可升高血钾，应尽量避免与 ACEI 联合使用，禁用于肾功能不全者。

醛固酮受体拮抗剂（螺内酯），在利钠排尿的同时不增加钾的排出，在与其他具有保钾作用的降压药如 ACEI 或 ARB 合用时需注意发生高钾血症的危险。此外，螺内酯长期应用有可能导致男性乳房发育等不良反应。

17 α 受体阻滞剂

目前临床应用哌唑嗪、特拉唑嗪、多克唑嗪和乌拉地尔等。这类降压药不影响血脂和血糖的代谢，适用于高血压伴前列腺增生患者，也用于难治性高血压患者的治疗。有体位性低血压，所以初次给药应在入睡前，以预防体位性低血压发生。使用中注意测量坐位及立位血压，最好使用控释制剂。有体位性低血压者禁用。

18 含利血平类降压药

目前有复方降压片、北京降压 0 号等，均配有利尿剂及镇静剂，疗效确切，价格便宜，适合于对费用敏感的人使用。主要的副作用是造成鼻黏膜充血与打鼾加重，加重胃溃疡，对有抑郁症或抑郁状态的人可能加重病情，也可造成部分男性患者性功能障碍。

19 盐酸可乐定

它是一种中枢降压药，单药不作为一线降压药使用，但在有些复方制剂如珍菊降压片中使用。其他中枢降压药还有甲基多巴，适用于肾功能减退、肾性高血压或妊娠期高血压患者。均引起眩晕、体位性低血压、抑郁及性功能减退等。

本药的大部分不良反应轻微并随用药过程而减轻，最常见口干（与剂量有关）、昏睡、头晕、精神抑郁、便秘和镇静，性功能降低和夜尿多，瘙痒、恶心呕吐、失眠、荨麻疹、血管神经性水肿、疲劳、直立性症状、紧张和焦躁、脱发、皮疹、厌食和全身不适，体重增加，头痛，乏力，戒断综合征，短暂肝功能异常。

少见的有肌肉关节痛，心悸，心动过速，心动过缓，下肢痉挛，排尿困难，男性乳房发育，尿潴留。更少见有多梦，夜游症，烦躁不安，兴奋幻视幻听，谵妄，雷诺现象，心力衰竭，心电图异常如传导紊乱、心律失常。

停药时不可骤停，以免反跳。

20 减少与避免降压药物副作用的方法

做好非药物疗法是减少降压药物使用，避免副作用的直接方法，如果必须用降压药物，应从一种药物用起，无效则增加另一种降压药，或换用另一种降压药，大多数人用 2 ~ 3 种降压药即可把血压控制住。也就是说，合理联合用药可以降低单用大剂量降压药物的副作用。

21 高血压患者是否需要输液

输液是对疾病治疗除手术外的一种最后选择，对高血压患者来说，降压药物基本为口服，只是在个别急症时用静脉药物，因此高血压患者大多数是不需要输液治疗的。在这儿特别提示，高血压患者不要试图通过输液解决高血压的问题。高血压的治疗是一个长期的坚持，包括非药物的疗法与降压药物的使用。

常用降压药物常规用量、适应证、
禁忌证及主要不良反应

附表 1　常用的各种降压药

口服降压药物	每天剂量 （mg）	分服 次数	主要不良反应
钙拮抗剂			
二氢吡啶类：			踝部水肿，头痛，潮红
氨氯地平	2.5 ~ 10	1	
硝苯地平	10 ~ 30	2 ~ 3	
缓释片	10 ~ 20	2	
控释片	30 ~ 60	1	
左旋氨氯地平	1.25 ~ 5	1	
非洛地平缓释片	2.5 ~ 10	1	
拉西地平	4 ~ 8	1	
尼卡地平	40 ~ 80	2	
尼群地平	20 ~ 60	2 ~ 3	
贝尼地平	4 ~ 8	1	
乐卡地平	10 ~ 20	1	

续表

口服降压药物	每天剂量（mg）	分服次数	主要不良反应
非二氢吡啶类：			房室传导阻滞，心功能抑制
维拉帕米	40 ～ 120	2 ～ 3	
维拉帕米缓释片	120 ～ 240	1	
地尔硫䓬缓释片	90 ～ 360	1 ～ 2	
利尿药			
噻嗪类利尿药：			血钾减低，血钠减低，血尿酸升高
氢氯噻嗪 *	6.25 ～ 25	1	
氯噻酮	12.5 ～ 25	1	
吲哒帕胺	0.625 ～ 2.5	1	
吲哒帕胺缓释片	1.5	1	
襻利尿药：			血钾减低
呋塞米	20 ～ 80	2	
保钾利尿药：			血钾增高
阿米洛利	5 ～ 10	1 ～ 2	
氨苯蝶啶	25 ～ 100	1 ～ 2	
醛固酮拮抗剂：			
螺内酯	20 ～ 40	1 ～ 3	血钾增高，男性乳房发育
伊普利酮	50 ～ 200	1	血钾增高，男性乳房发育
β- 受体阻滞剂			支气管痉挛，心功能抑制
比索洛尔	2.5 ～ 10	1	
美托洛尔平片	50 ～ 100	2	
美托洛尔缓释片	47.5 ～ 190	1	
阿替洛尔	12.5 ～ 50	1 ～ 2	
普萘洛尔	30 ～ 90	2 ～ 3	
倍他洛尔	5 ～ 20	1	

续表

口服降压药物	每天剂量（mg）	分服次数	主要不良反应
α－β 受体阻滞剂			体位性低血压，支气管痉挛
拉贝洛尔	200 ~ 600	2	
卡维地洛	12.5 ~ 50	2	
阿罗洛尔	10 ~ 20	1 ~ 2	
血管紧张素转换酶抑制剂			咳嗽，血钾升高，血管性水肿
卡托普利	25 ~ 300	2 ~ 3	
依那普利	2.5 ~ 40	2	
贝那普利	5 ~ 40	1 ~ 2	
赖诺普利	2.5 ~ 40	1	
雷米普利	1.25 ~ 20	1	
福辛普利	10 ~ 40	1	
西拉普利	1.25 ~ 5	1	
培哚普利	4 ~ 8	1	
咪哒普利	2.5 ~ 10	1	
血管紧张素 II 受体拮抗剂			血钾升高，血管性水肿（罕见）
氯沙坦	25 ~ 100	1	
缬沙坦	80 ~ 160	1	
厄贝沙坦	150 ~ 300	1	
替米沙坦	20 ~ 80	1	
坎地沙坦	4 ~ 32	1	
奥美沙坦	20 ~ 40	1	
α－ 受体阻滞剂			体位性低血压
多沙唑嗪	1 ~ 16	1	

续表

口服降压药物	每天剂量（mg）	分服次数	主要不良反应
哌唑嗪	1 ~ 10	2 ~ 3	
特拉唑嗪	1 ~ 20	1 ~ 2	
中枢作用药物			
利血平	0.05 ~ 0.25	1	鼻充血，抑郁，心动过缓，消化性溃疡
可乐定	0.1 ~ 0.8	2 ~ 3	低血压，口干，嗜睡
可乐定贴片	0.25	1/周	皮肤过敏
甲基多巴	250 ~ 1000	2 ~ 3	肝功能损害，免疫失调
直接血管扩张药			
米诺地尔 *	5 ~ 100	1	多毛症
肼屈嗪	25 ~ 100	2	狼疮综合征
肾素抑制剂			血钾升高，血管性水肿（罕见）
阿利吉仑 **	150 ~ 300	1	

* 欧美国家上市，中国未上市场；** 中国已批准注册。

附表 2 常用降压药种类的临床选择

分 类	适 应 证	禁 忌 证	
		绝对禁忌证	相对禁忌证
钙通道阻滞剂（二氢吡啶类）	老年高血压 周围血管病 单纯收缩期高血压 稳定性心绞痛 颈动脉粥样硬化 冠状动脉粥样硬化	无	快速型心律失常，心力衰竭
钙通道阻滞剂（非二氢吡啶类）	心绞痛 颈动脉粥样硬化 室上性心动过速	II~III度房室传导阻滞	心力衰竭
血管紧张素转换酶抑制剂（ACEI）	心力衰竭 心肌梗死后 左室肥厚 左室功能不全 颈动脉粥样硬化 非糖尿病肾病 糖尿病肾病 蛋白尿 / 微量白蛋白尿 代谢综合征	妊娠 高血钾 双侧肾动脉狭窄	
血管紧张素 II 受体阻滞剂（ARB）	糖尿病肾病 蛋白尿 / 微量白蛋白尿 心力衰竭 左室肥厚 心房纤颤预防 ACEI 引起的咳嗽 代谢综合征	妊娠 高血钾 双侧肾动脉狭窄	
噻嗪类利尿剂	心力衰竭 老年高血压 高龄老年高血压 单纯收缩期高血压	痛风	妊娠
襻利尿剂	肾功能不全 心力衰竭		
利尿剂（醛固酮拮抗剂）	心力衰竭 心肌梗死后	肾功能衰竭 高血钾	
β 受体阻滞剂	心绞痛 心肌梗死后 快速性心律失常 稳定型充血性心力衰竭	II~III度房室阻滞、哮喘	慢性阻塞性肺病 周围血管病 糖耐量低减 运动员
α 受体阻滞剂	前列腺增生 高血脂	体位性低血压	心力衰竭

附表 3　固定配比复方制剂

主要组分与每片剂量	常规剂量	每日服用次数	相应组分的不良反应
复方利血平片 （利血平 0.032mg/ 氢氯噻嗪 3.1mg/ 双肼屈嗪 4.2mg/ 异丙嗪 2.1mg）	1 ~ 3 片	2 ~ 3	消化性溃疡；困倦
复方利血平氨苯蝶啶片 （利血平 0.1mg/ 氨苯蝶啶 12.5mg/ 氢氯噻嗪 12.5mg/ 双肼屈嗪 12.5mg）	1 ~ 2 片	1	消化性溃疡；头痛；血钾异常
珍菊降压片 （可乐宁 0.03mg/ 氢氯噻嗪 5mg）	1 ~ 2 片	2 ~ 3	低血压；血钾异常
氯沙坦钾 / 氢氯噻嗪 （氯沙坦钾 50mg/ 氢氯噻嗪 12.5mg） （氯沙坦钾 100mg/ 氢氯噻嗪 12.5mg）	1 片 1 片	1 1	偶见血管神经水肿，血钾异常
缬沙坦 / 氢氯噻嗪 （缬沙坦 80mg/ 氢氯噻嗪 12.5mg）	1 ~ 2 片	1	偶见血管神经水肿，血钾异常
厄贝沙坦 / 氢氯噻嗪 （厄贝沙坦 150mg/ 氢氯噻嗪 12.5mg）	1 片	1	偶见血管神经水肿，血钾异常
替米沙坦 / 氢氯噻嗪 （替米沙坦 40mg/ 氢氯噻嗪 12.5mg）	1 片	1	偶见血管神经水肿，血钾异常
卡托普利 / 氢氯噻嗪 （卡托普利 10mg/ 氢氯噻嗪 6mg）	1 ~ 2 片	1 ~ 2	咳嗽，偶见血管神经水肿，血钾异常
复方阿米洛利 （阿米洛利 2.5mg/ 氢氯噻嗪 25mg）	1 片	1	血钾异常，尿酸升高
贝那普利 / 氢氯噻嗪 （贝那普利 10mg/ 氢氯噻嗪 12.5mg）	1 片	1	咳嗽，偶见血管神经水肿，血钾异常
培哚普利 / 吲达帕胺 （培哚普利 4mg/ 吲达帕胺 1.25mg）	1 片	1	咳嗽，偶见血管神经水肿，血钾异常
氨氯地平 / 缬沙坦 （氨氯地平 5mg/ 缬沙坦 80mg）	1 片	1	头痛，踝部水肿，偶见血管神经水肿
氨氯地平 / 贝那普利 （氨氯地平 5mg/ 贝那普利 10mg）	1 片	1	头痛，踝部水肿，偶见血管神经水肿

续表

主要组分与每片剂量	常规剂量	每日服用次数	相应组分的不良反应
赖诺普利 / 氢氯噻嗪片 （赖诺普利 10mg/ 氢氯噻嗪 12.5mg）	1 片	1	咳嗽，血钾异常
复方依那普利片 （依那普利 5mg/ 氢氯噻嗪 12.5mg）	1 片	1	咳嗽，偶见血管神经水肿，血钾异常
尼群地平 / 阿替洛尔 （尼群地平 10mg/ 阿替洛尔 20mg） （尼群地平 5mg/ 阿替洛尔 10mg）	1 片 1 ~ 2 片	1 ~ 2 1 ~ 2	头痛，踝部水肿，支气管痉挛，心动过缓
降压药与非降压药组成的多效固定复方制剂：			
依那普利 / 叶酸片 （依那普利 10mg/ 叶酸 0.8mg）	1 ~ 2 片	1 ~ 2	咳嗽，恶心，偶见血管神经水肿
氨氯地平 / 阿托伐他汀 （氨氯地平 5mg/ 阿托伐他汀 10mg）	1 片	1	头痛，踝部水肿，肌肉疼痛，转氨酶升高

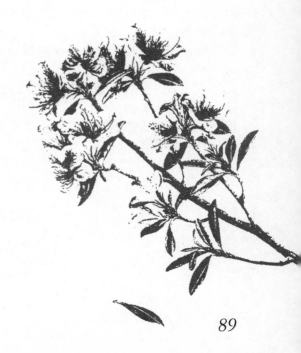

参考文献

［1］吴梓雷．高血压的危险因素及血压调控．中国现代药物应用，2009，3
（23）：195．

［2］马文君，刘国仗．老年人高血压靶器官损害特点，中华老年医学杂志，
2005，24（4）：255．

［3］窦丽萍．高血压10年心脑血管病风险的评估及预防．钱江国际心血管病会
议暨浙江省心血管病年会论文汇编，2009（7）：31．

［4］向泽林，赵景波，许加亮等．体质指数、腰围、腰臀比与高血压、高血糖
的关系及三者对高血压、高血糖的预测价值．疾病控制杂志，2008，12
（3）：207．

［5］汪春燕，李征莲．调整生活方式对高血压患者的影响．蚌埠医学院学报，
2009，34（11）：1029．

［6］吴为平，王伟．老年高血压诊治新趋势．四川省卫生管理干部学院学报，
2006，25（3）：211．

［7］李小云．时间护理对原发性高血压患者疗效的影响．局解手术学杂志，
2012，21（5）：577．

［8］中国高血压防治指南修订委员会．中国高血压防治指南（第三版）．2011：
31-37．